辻野将之

からだと心を整える「食養生」

食より大切な思考と実践

技術評論社

からだと心を整える「食養生」

カバー・本文イラスト　谷山彩子
ブックデザイン　大森裕二

まえがき

みなさんは毎日どんな食事をしていますか？　お米は新潟産のコシヒカリ、じゃがいもだったら北海道産、比内地鶏に関サバ、沖縄の黒糖。スーパーに行くと日本全国のブランド食材や特産品が売り場に山積みにされています。冷凍技術の発達で海外から輸入された生鮮食品も並んでいます。イタリア産のパスタやオリーブオイル、フランス産のワインも廉価で手に入るようになりました。最近は冬でもキュウリやナスなどの夏野菜が、夏でも大根や白菜のような冬野菜が売っています。現代の日本は、世界中の食材をいつでも手頃な値段で楽しむことができる豊かな社会です。

調理も便利になりました。冷凍食品を電子レンジに入れてスイッチを押せば、数分でおいしい料理が食べられます。デパ地下に行けば和食から中華、洋食、B級グルメまで、おいしそうなお惣菜が並んでいます。デパートまで行かなくても、近所のコンビニでおいしいお弁当やお惣菜を数百円で買うことができます。

飽食が当たり前になった日本の食生活。このような便利で豊かな生活を送れるようになったのは先人たちの努力の賜物です。飢えを心配することなく暮らせるということは本当にすばらしいことだと思います。しかしその豊かな食生活が、実はわたしたちの健康を損なっているとしたらどうでしょうか。残念ながら、生活習慣病と呼ばれている現代の病気の多くが、豊かな食生活や便利になった生活が原因となっていることがわかっています。数十年前は栄養が足りなくて病気になったり、病気に打ち勝つ体力がない人のほうが圧倒的に多かったのですが、今は食べ過ぎや運動不足によって健康を害している人が増えているのです。

それに伴い、世の中には健康情報があふれるようになりました。これを食べれば痩せるとか、この食材が目にいいとか、これさえ飲んでおけば健康になるとか、テレビや雑誌では毎日のようにさまざまな健康情報が紹介されています。人気タレントが薦める健康法やダイエット法を試して挫折を繰り返している人も多いのではないでしょうか。

インターネットの発達で、今はあらゆる情報が容易に手に入る情報化社会です。健康に関する情報も、誰でも簡単に手に入れることができます。にもかかわらず、生活習慣病や摂食障害を患う人が増え続けているのはなぜでしょうか。

わたしは食事療法士として何人もの患者さんを診てきました。その経験の中で実は健康マニアの人ほど不健康になる、という法則があるように感じています。健康になろうとしてさまざまな健康法を次々と試したあげく、結局からだを壊してしまうのです。おそらくコマーシャルやテレビの情報に踊らされて、自分にあっていない健康法なのに無理して取り組んでしまった結果でしょう。

健康にとって本当に必要で大切なものはお金がかからない、というのがわたしの持論です。コマーシャルにお金をかけてでも売りたいものがある人が発信している情報ほど、大きな声で繰り返し聞こえてきます。けれどもその情報があなたにとって必要な情報であるとは限りません。

「食」と「健康」に関する本質を理解して、自分や家族にとって本当に必要な知識を身につければ、次々と現れる情報に翻弄されることなく、適切に取捨選択ができるようになります。この本では、「東洋医学」の視点から健康な生活にとって本当に大切な「食養生」の基本の考え方をお伝えしようと思います。そして読んだ方が今日から実践していただけることを目指しています。そのために実践すべきことの優先順位をつけています。

この本を読んだら早速実践してください。数か月続けると心とからだの変化にきっと気づくはずです。

からだと心を整える「食養生」

目次

まえがき　003

序章　食養生とは

第1章　健康情報にふりまわされる現代人

第2章　日本人は何を食べればいいのか

第3章　からだを整える食べ方

第7章　心の養生

第8章　食べることは命をいただくこと

第9章　調味料の選び方

3. 長寿×食養生

4. 三大疾患×食養生

5. 出産育児×食養生

9. アスリート×食養生

序章

食養生とは

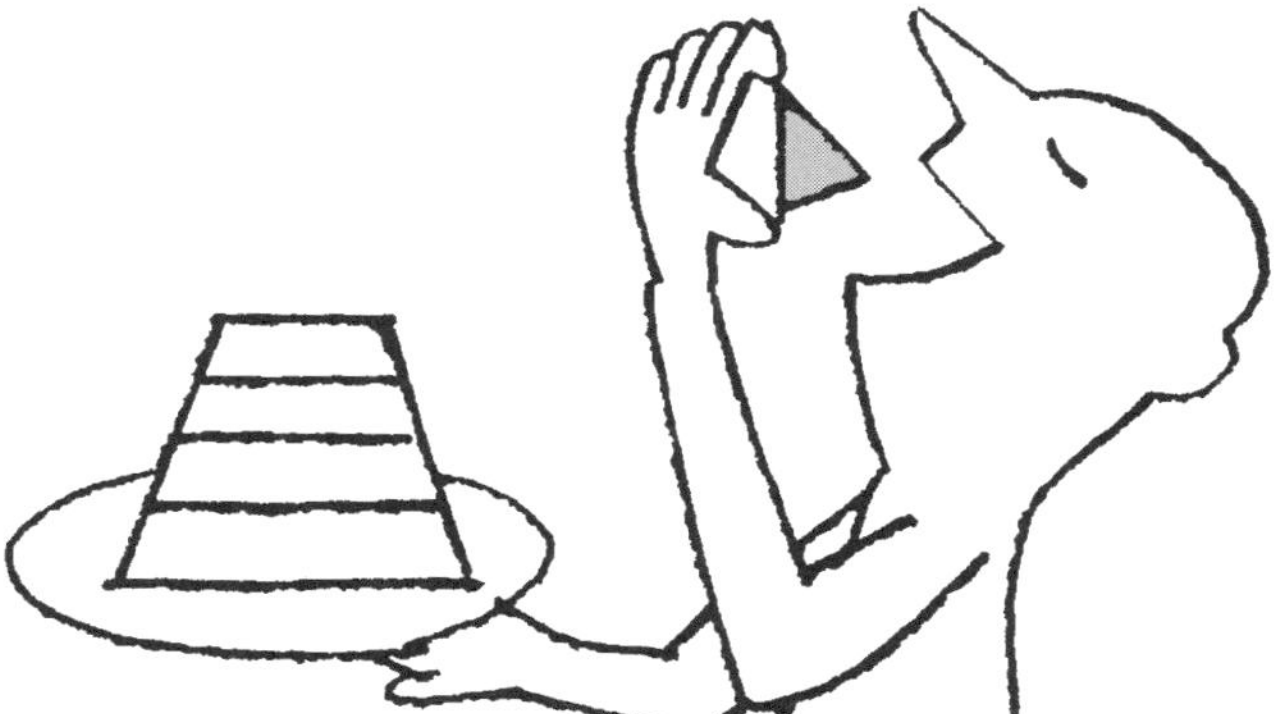

食養生とは

「食養生」とは、健康を維持するためには何をどのように食するのがいいのかということについて、多くの先人たちから踏襲されている英知のことです。日本最古の医学書は平安時代に宮中医官である丹波康頼《たんばのやすより》によって編集された『医心方《いしんぽう》』です。984年、中国大陸の古典医学を引用して編まれた現存する最古の医学書です。『医心方』全30巻にはさまざまな医説、医術が収録されており養生方法も多数紹介されています。「食養」という言葉は、明治時代の軍医であり、マクロビオティックの源流をつくった石塚左玄《いしづかさげん》が、風土性と自然食を強調する食物養生法を縮めて「食養」と名づけたところから広まりました。食による養生の大切さを唱えた左玄の「食養」は、中国大陸の医学の影響を受けた日本漢方の考え方に、左玄独自の新しい科学的理論を加味した内容です。しかし、当時はあらゆる病気の原因は細菌であるとする説が主流になっており、栄養学がまだ確立していなかったこともあり、食に病気の原因があるという考えはなかなか受け入れられませんでした。しかも西洋化が進む中では特殊な考え方になっていったのです。「正食」と称されて近代日本の健康運動のなかで一時はひとつの大きなムーブメントとなった「食養」ですが、食の西洋化がさらに進み、炊飯器や電子レンジ、インスタント食品や加工食品など、次々と便利なモノが登場し、化学調味料や白砂糖、精製油など刺激的で強い依存性のあるものが食生活に浸透していく中で徐々に衰退しました。しかし最近の健康ブームの中で再び見直され、さまざまな食生活法、食事療法の中でもマクロビオティックが欧米からの逆輸入というかたちで広まったのは周知の通りです。

健康のために大切な5つの項目

これからご紹介する「食養生」が他の食生活法や食事療法、健康法と違う点は、健康を維持するために実践すべきことに優先順位をつけていることです。それが図にある「心」「太陽」「空気」「水」「食」です。これは生物としての人間に必要な5つの大原則

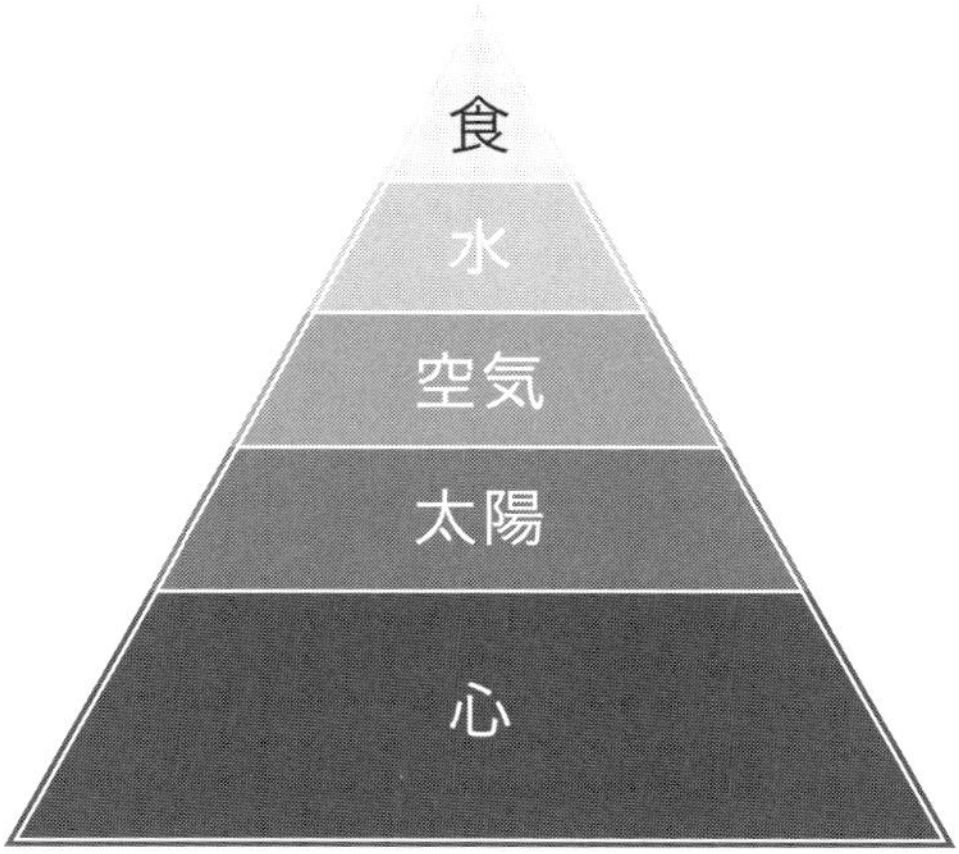

図1　健康のための基本５項目

です。

ピラミッドの形をしているのは、下から順番に重要度が高いことを表しています。一番下にある「心」の状態が、わたしたちの健康に最も大きな影響を及ぼします。

その次が「太陽」。これは太陽の光を浴びることの重要性も意味しますが、日の出とともに起き、日が沈んだら休むという、人間としてあたりまえの、規則正しい生活が重要であるということです。

「空気」は呼吸のことです。現代人は呼吸が浅くなっている人も多く、そのために健康のバランスを崩している人も見受けられます。

呼吸は自律神経とも密接に関係しているため、深い呼吸をすることは心身のバランスを保つのにも効果があります。

その次に大切なのが「水」。人間は水無しには生きていくことができませんが、水の飲みすぎが健康に害をなすこともあります。正しい水のとり方が大切です。

そして最後が「食」です。食養生の本なのに「食」が一番影響が少ないというのは変だと思われるかもしれませんが、食べ物の影響よりも、水、空気、太陽、心の方が、わたしたちの健康に大きな影響を与えています。

本書ではこの5つについて、どのように生活に取り入れていけばいいのかをご紹介します。無理をしても続きませんから、自分ができるところから始めてください。その時に基準となるのが順番です。影響力が強いものから順番に取り入れましょう。その結果「食」が最後になってしまってもかまわないのです。この本はみなさんに食養生を実践してもらうために書かれた本だからです。

東洋医学の基礎「気・血・津液《しんえき》」

これからご紹介する「食養生」は、古来より受け継がれてきた食養の考え方と現代科学の要素を、東洋医学をベースに体系化したものです。そこで、まず東洋医学の考え方についてご紹介します。

東洋医学では、「気・血・津液」が体内をめぐっているという考え方が基本になっています。「気」は、体内にあるすべての器官と組織の新陳代謝などを推進する作用や、体熱を生んで維持する作用、病気からからだを守る作用などがある大切なものです。「血」はいわゆる血液、「津液」は体内の水分の総称です。血と津液はともに栄養を補給し、からだを潤す作用があるとされています。健康を維持するためには気・血・津液が必要で、それらは内臓と全身を血管のようにめぐっている経絡《けいらく》というエネルギーの通路によって生成・代謝されています。

気・血・津液の根源は「精」と呼ばれる生命エネルギーです。これには人間が生まれ

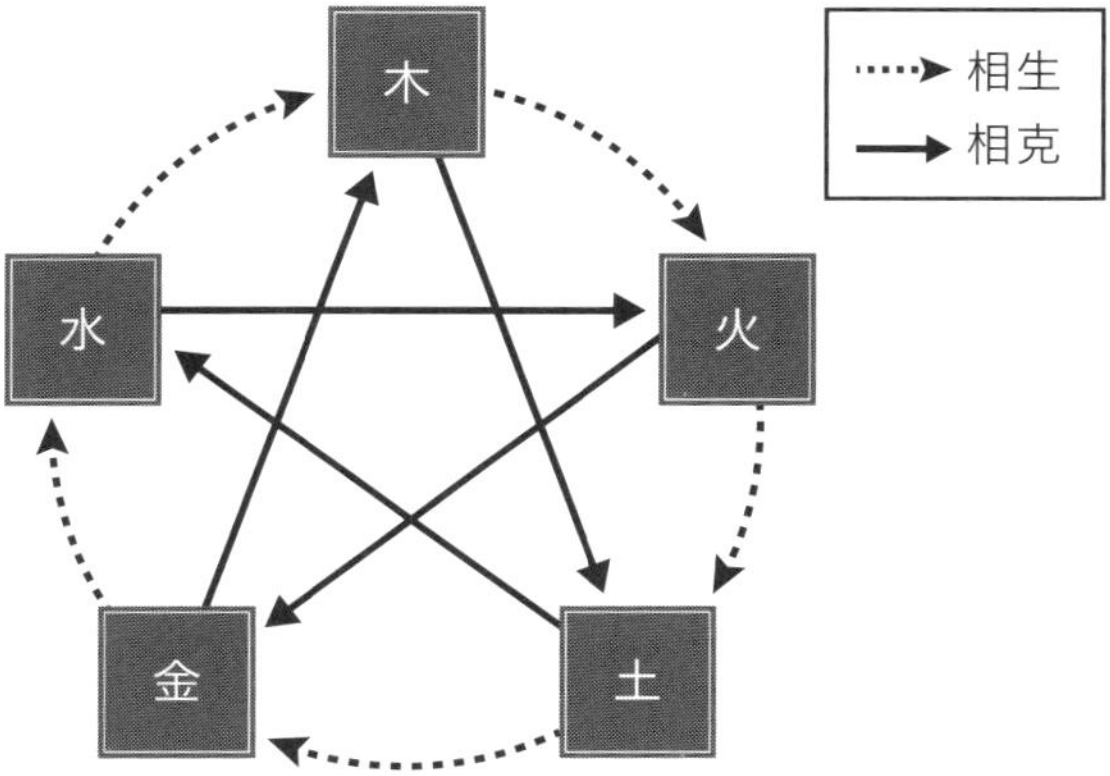

図2　五行の相関図

たときに両親から受け継いだ「先天の精」と、生まれた後に外界から取り入れる「後天の精」があります。「後天の精」は、太陽や空気などの「天の精」と、食べ物、飲み物などの「地の精」にわけられます。わたしたちは日々精を取り入れて生きていますが、精が取り入れられなくなり、もともと持っていた精も使い果たしてしまったとき、死に至ることになります。

東洋医学ではこの「気」をめぐらすことがもっとも大切であると考えます。食養生も気をめぐらせてくれる食べ物や食べ方、生活習慣を取り入れることが基本になります。

陰陽五行説

また、東洋医学では世の中の事象すべてが明暗、火水、天地、表裏、上下、凸凹、男女、剛柔、善悪、吉凶など「陰」と「陽」という対立した形で成り立っているとする「陰陽説」を取り入れています。陰と陽はどちらがいい、悪い、ということではなく、どちらかに偏ったとしても、世界はすぐに陰陽のバランスを取って新たな発展を生むという考え方です。

「五行説」は木・火・土・金・水という五行から万物が成り立っていて、それが互いに影響し合い、循環することによってあらゆる現象が生まれるという考え方です（詳しくは巻末を参照）。

陰陽という2つの対立、これと5つの分類とを観念的に組み合わせ、万物に当てはめたのが「陰陽五行説」です。

食養生では、陰陽のどちらかに偏ったり、あるいは五行のどれかひとつが突出していたりすることで、健康のバランスが崩れると考えます。東洋医学では善悪ではなく、バランスで物事の全体を見ていくのです。したがって、陰陽五行のバランスを中庸に保つことが健康で長生きをする秘訣です。食養生は陰陽五行のバランスを保つための知識であるとも言えます。

食養生での食の概念

食養生ではわたしたちのからだの細胞をつくる素となっているものは体外から取り入れるものすべてであると考えます。いわゆる食物だけにとどまらず、皮膚から吸収される紫外線、鼻から吸い込む空気、そして口に入れる水分。これらの中の精を取り入れることで、気や血、筋肉や骨などをつくりだすと考えます。

本書では「食べ物は血となり肉となる」という考えに基づき、「食」という言葉を何か口にするという本来の意味から超越させて、太陽を浴びる、空気を吸う、水を飲むなどを含めた意味で取り扱っていきます。

食養生の順番

本書の主軸をなす「食養生の順番」の基礎は菅野賢一医学博士（※注）によって構築されました。さまざまな選択を迫られた場合に、何を最も優先すべきかというこの「食養生の順番」の視点が加わったことで食養生の体系化がなされたのです。

本書では、これらの先人から脈々と受け継がれてきた食と健康の英知を実践することに重点をおき、食養生の基礎を集約しています。

「東洋医学」の観点から、からだが喜ぶ健康な食生活と生活習慣を「食養生」として、その順番とともにご提案します。

※注●菅野賢一医学博士
生化学の研究者であったが、体調を壊したことをきっかけに医学の道に入り、医学博士となる。鍼灸師、柔道整復師の国家資

格も取得。がんや難病の患者を受け入れる治療院を営みながら東洋医学の古典の研究を行ない、また教員として治療家の育成にも携わった。科学者として自然科学を解き明かす鍵を求め東洋医学の世界に研究の領域を拡大してきた。大正13年生まれの90歳。食養生を実践し、90歳を過ぎた今も朝はランニングをし、老眼鏡なしで車を運転する。

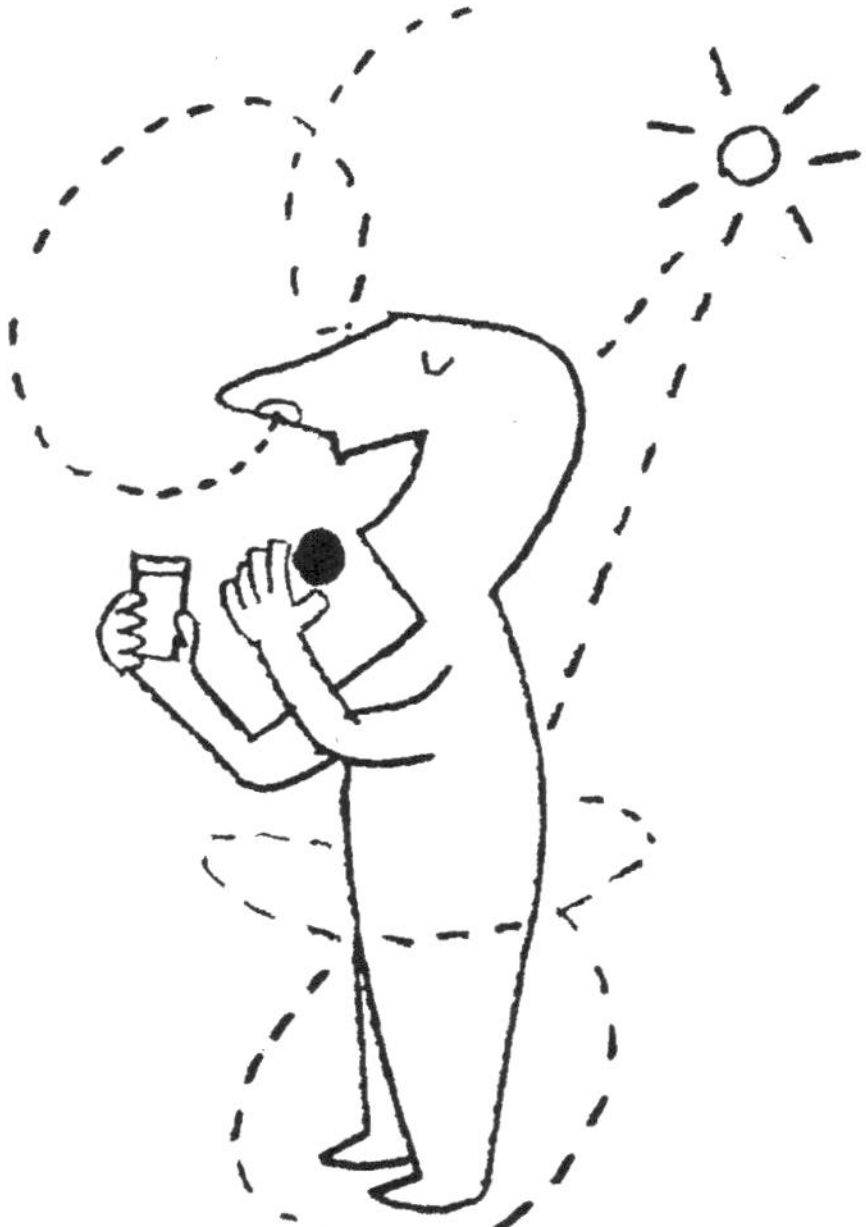

第１章

健康情報に
ふりまわされる現代人

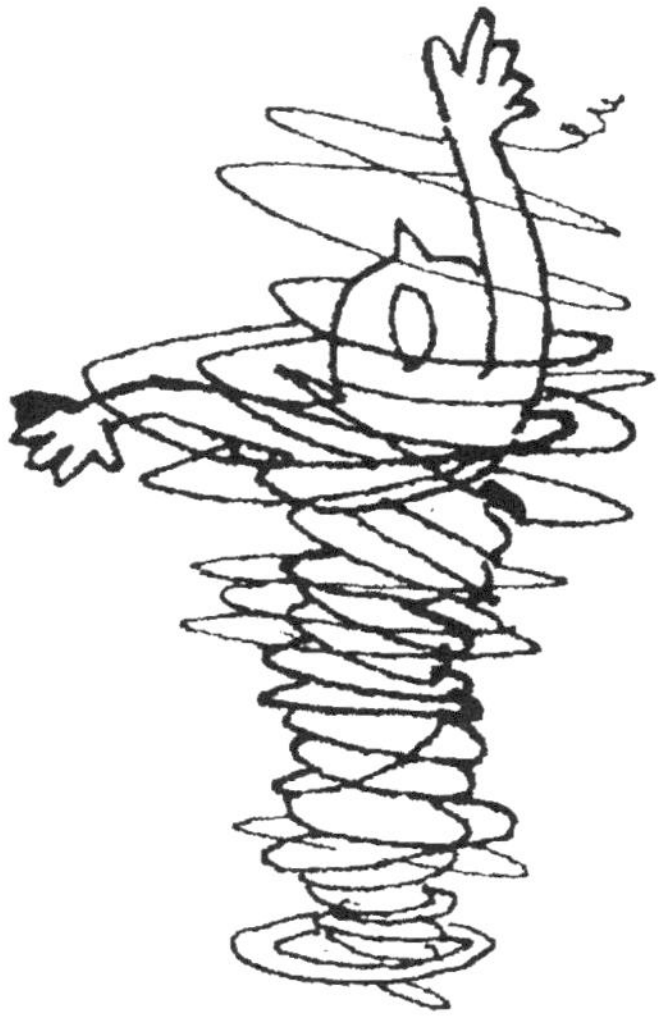

朝ごはんは食べたほうがいい？

みなさんは朝ごはんを毎日食べていますか？　農林水産省のホームページでは、朝ごはんを抜くと、脳のエネルギーが不足し集中力や記憶力の低下などにつながるといって、「朝ごはんをきちんと食べましょう」と推奨しています。一方、朝ごはんを食べないほうが健康にいいという説もあります。いったいどちらが正しいのでしょうか？

答えは「どちらも正しい」です。もう少し補足すると、「朝ごはんは食べたほうがいい、ただし、起き抜けに無理やり詰め込むのではなく、ある程度からだを動かした後に食べたほうがいい」のです。

第6章「太陽のリズム」で詳しくご説明しますが、食養生の考え方では、朝は「発散」の時間帯と考えられています。

朝早起きして散歩をしたり家事をしたりしてからだを動かした後に食事をするのが本来の自然のリズムにあった生活だと考えます。ウォーキングなどをして、発散してから

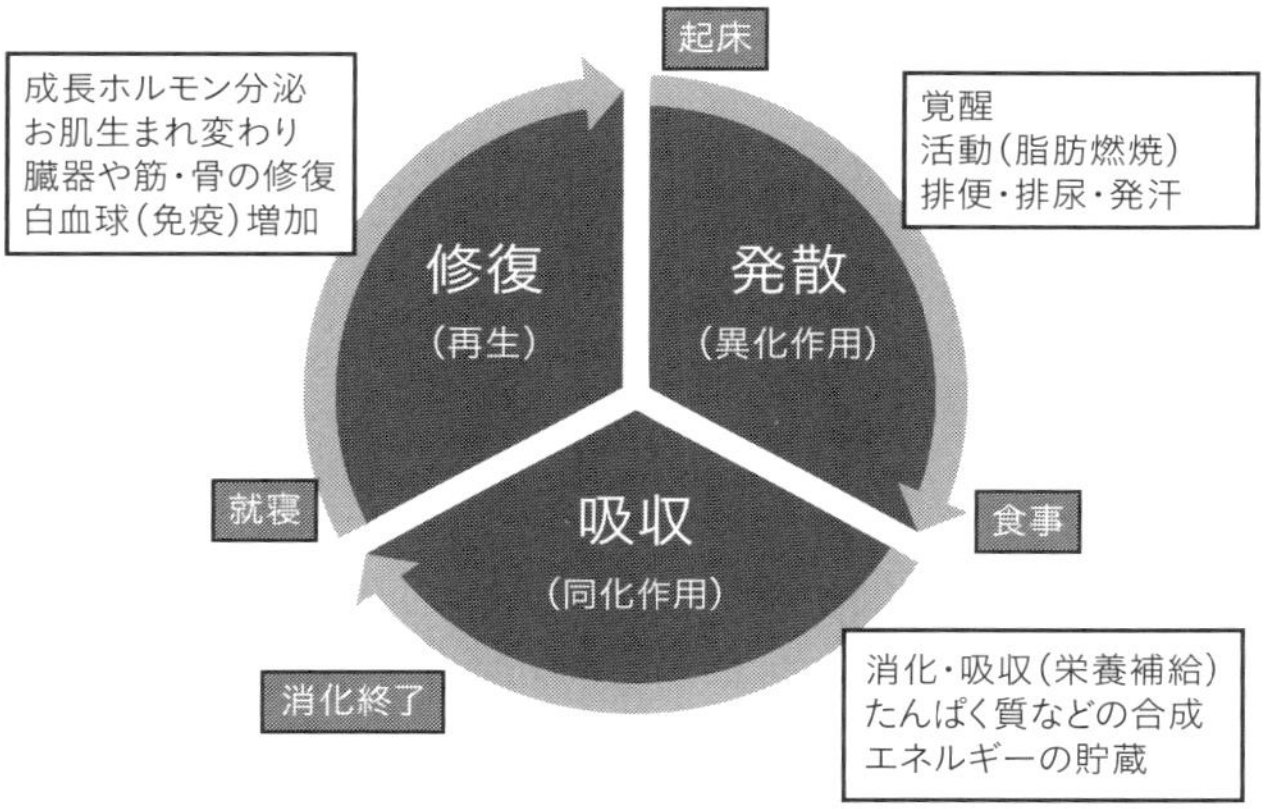

図3　太陽食の生活リズム

朝食をとるのが理想的ですが、会社勤めで朝時間がない方は、オフィスについてからおにぎりを食べるくらいがちょうどいいかもしれません。

一日一食で健康長寿？

最近では、1日1食しか食べない食生活を実践しているお医者さんがテレビで大人気です。見た目も実年齢よりずいぶん若々しく見えますね。一方、1日3食きちんと食べないと太りやすくなる、という説もあります。食事と食事の間が長いと体が飢餓状態になって、食物のエネルギーを吸収しやすくなる、という論理です。では1日1食を実践すれば健康で若返ることができるのでしょうか？　それとも1日3食ちゃんと食べたほうが、太らず健康になれるのでしょうか？

近代になるまで、日本人の食事は1日2食だったと言われています。電気がなかった時代、日の出とともに起きて農作業をし、日中日差しが強くなる前に家に戻って食事をとり、しばらく食休みをしてからまた畑に出かけ、陽が落ちる前に帰って食事をし、暗くなったら寝る、というのが農家の生活でした。自然のリズムにあわせて生活が営まれていたのです。

伊勢神宮で今も続いている「日別朝夕大御饌祭《ひごとあさゆうのおおみけさい》」は毎日朝夕の2度、天照大御神をはじめとする神々に大御饌（食事）をお供えする神事です。神さまが朝夕の2食だったのですから、庶民が3食食べていたとは考えにくいですね。

日本人が3度の食事をとるようになったのは、鎌倉時代に中国から禅宗とともにその習慣が入ってきたことがきっかけとされています。禅宗の広がりとともに武士階級に広

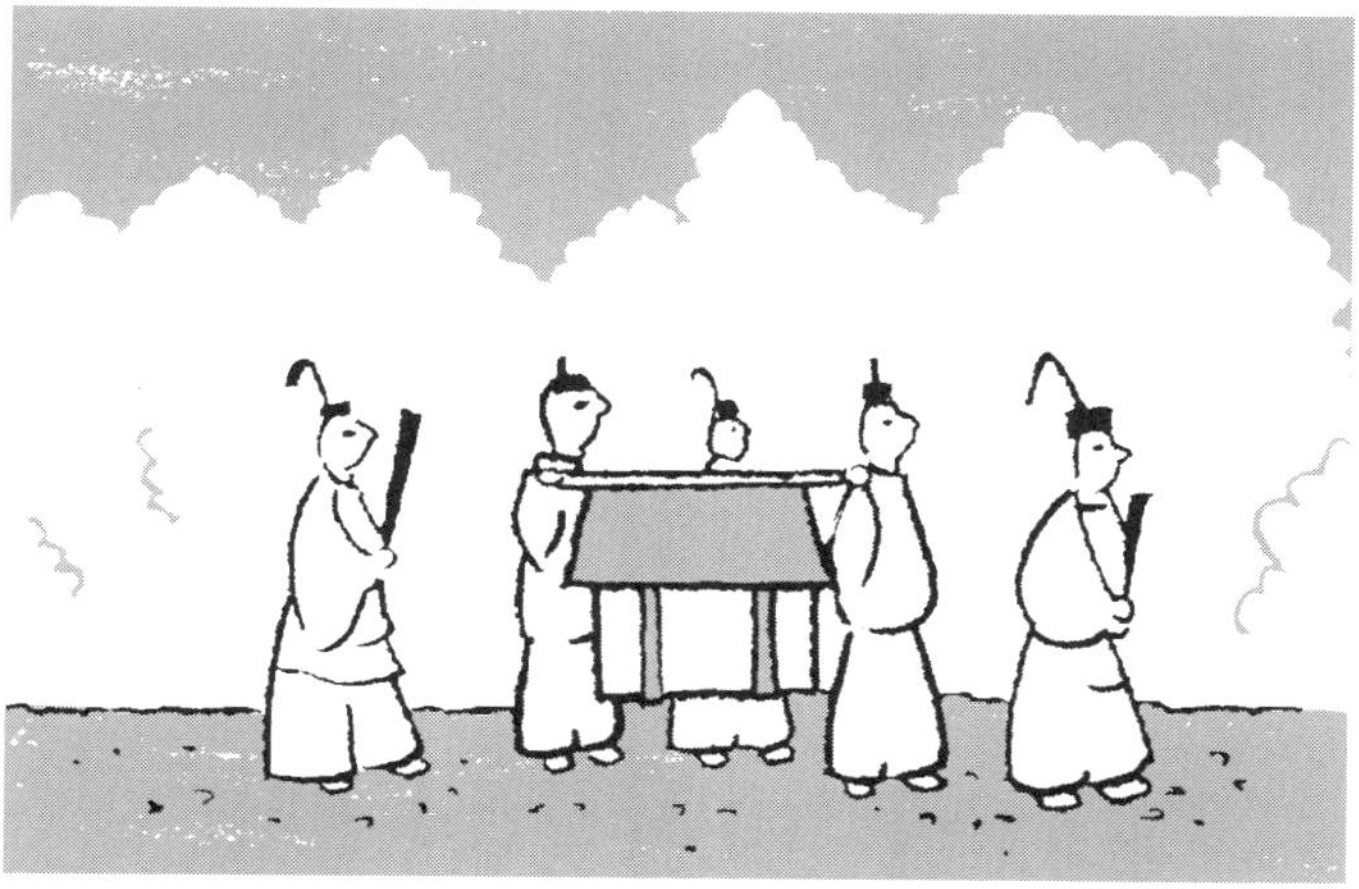

がりましたが、江戸時代までは武士階級の習慣でした。庶民にまで１日３食が広まったのは明治以降、軍隊ができてからといわれています。１日３食が定着したのは、諸説ありますが近代以降の１５０年ほどのことなのです。

ところが、最近では飢餓状態になると長寿遺伝子が活性化し、老化を抑制するという研究が発表され、１日１食で健康長寿を手に入れる、というような健康法も人気になりました。３食しっかり食べたほうがいいのか、１日１食のほうが健康で長生きできるのか、迷ってしまいますね。

このように、健康法やダイエットに関する情報は日々変わっていきます。新しい情報が出るたびに「今度こそ」、と思って実践し、失敗を繰り返していませんか？

増え続ける必須栄養素

食事や健康に関する科学的な研究データも日々更新されるので、昨日まで常識と思われていたことが、今日はもう非常識になっている、ということもよくあります。

わたしたちが食事をするのは、食品に含まれている栄養成分を生きるために活用するからです。人間の生理機能と栄養との因果関係は、生体のしくみの解明や科学の進歩につれ、日々変動しています。例えば、かつてはたんぱく質、脂肪、炭水化物が3大栄養素として生きるために不可欠とされ最重要視されていました。これらは食物の中でも大きな比量を占める栄養素です。最近では、微量ながらも健康を保つためには不可欠なビタミンやミネラルを含め、5大栄養素とする考えも一般的になってきました。また、食物繊維や水、核酸なども必要な栄養素として数える考え方もあり、７大栄養素、８大栄養素などと呼ばれることもあるようです。

現代科学の優れている点は分析能力です。わたしたちのからだの構成要素や働きを分析し、からだにとって何が必要かを解析し、必要とされる成分を栄養素として、どれだけとればいいのかを研究するのが栄養学です。現代の学校給食などでは、子どもの成長にとって必要な栄養素を計算し、何を何グラムとればいいのか細かく指定しています。

しかし、科学は日々進歩し、今はわかっていない栄養素が新たに加わることもあるかもしれません。栄養成分と生理機能との相関関係は、健康を考えるうえでとても参考になりますが、そこだけにとらわれていると大切なことを見落としてしまうこともあります。

カロリー計算の落とし穴

栄養素と同様に食と健康を考える際に指標にされているのがカロリーです。食品におけるカロリーとは食品のエネルギー値のことで、可食部100グラム当たりのたんぱく質、脂質及び炭水化物の量（グラム）に各成分エネルギー換算係数を乗じて算出したものです。

カロリーの元々の定義は、「1グラムの水の温度を標準大気圧下で1℃上げるのに必要な熱量」です。日本の栄養学では食品のエネルギーの単位として使用しています。

カロリーはその食品の持つ価値を計る目安にはなりますが、それだけを見ていると本質を見失うこともあります。そもそも試験管内での現象から得られた基準で生体内の仕組みを測れるのでしょうか。例えば37℃の水（お風呂よりややぬるい）にごはんや野菜、肉を丸一日漬けておくとどうなるでしょうか？　野菜や肉が熱を生みだすこともなければ、ふやけはしますが分解はされません。100℃の熱湯でも液体にはなかなかならないでしょう。

しかし、人間のからだの中では、同じ37℃の温度下にもかかわらず食物は体内に吸収できる大きさまで分解されます。そして体内に取り込まれエネルギー源やさまざまな体の原材料となることができます。生体内では酵素という触媒が働いているからこのような現象が起こるのです。つまり、試験管の中と生体内では全く異なる現象が起こっており、食品のエネルギーのみから生体内のエネルギー活用を推し量ることは困難なのです。

体内環境の重要性

そもそも、健康維持のためには、食物として体内に入ってくる物だけをみるのではなくわたしたちのからだの中の環境も考慮する必要があります。

医療や食は健康への影響因子にはなりますが治療はしてくれません。薬や食事は健康になるための手助けはしてくれますが、最終的に傷や病を治すのは、自己治癒能力であ

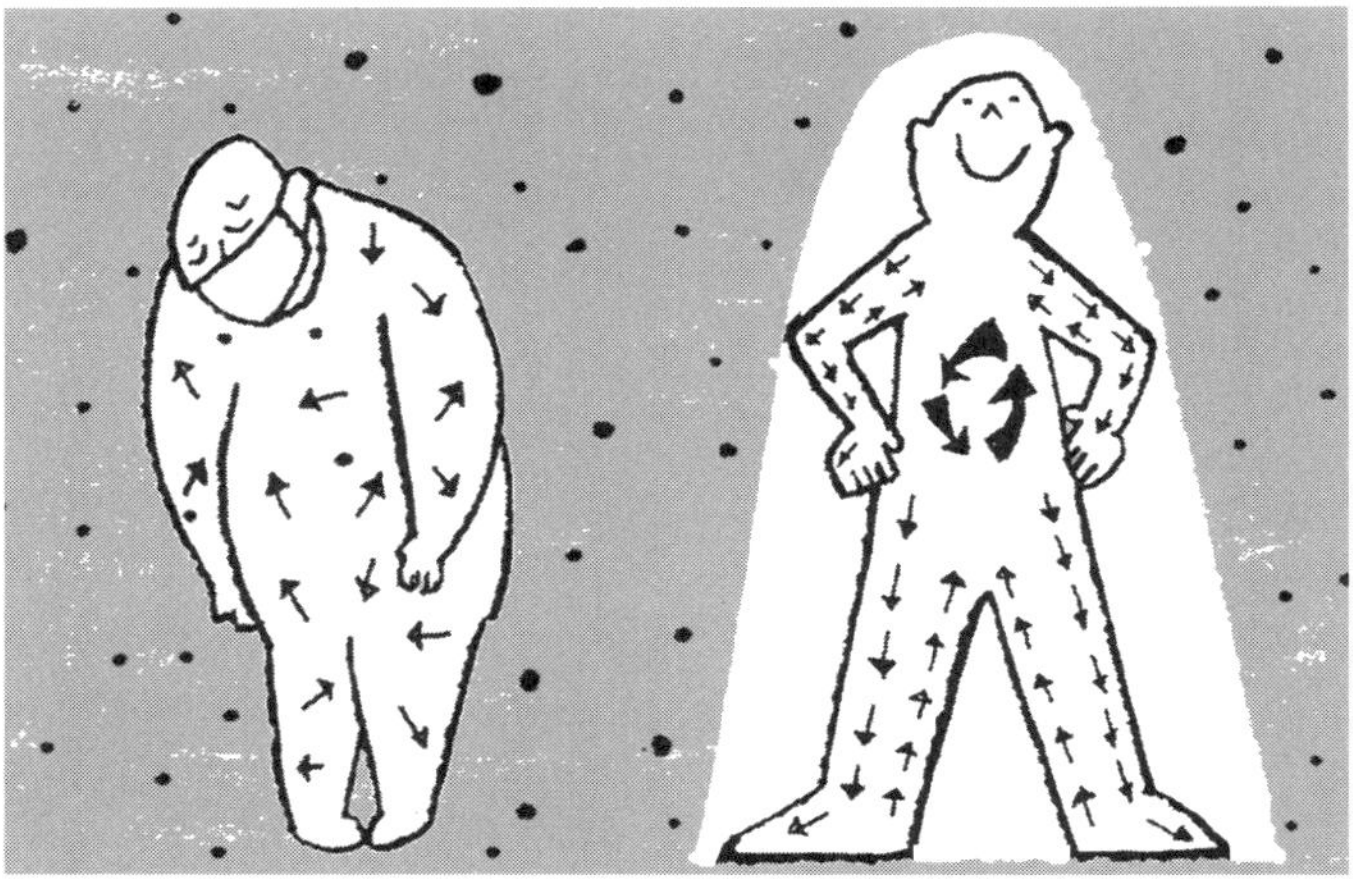
図4　気がめぐって元気なからだとそうでないからだ

り、体内環境次第であるとも言えるのです。

食養生において体内環境が健全に保てている状態とは「気がめぐっている状態」のことです。東洋医学のベースにある考え方では、体内にあるすべての器官と組織の新陳代謝などを推進する作用、体熱を生んで維持する作用、病気からからだを守る作用などがあるとされているのが「気」です。東洋医学では健康状態をみるときに、「気」が適切にあるか、またその「気」がちゃんとめぐっているかを最も重要視します。

「気」がしっかりめぐっているとからだのホメオスタシス（恒常性）が働きます。恒常性とは生物のもつ重要な性質のひとつで、さまざまな環境因子の変化にかかわらず生体の状態が一定に保たれることです。恒常性が保たれていることで、人間は気温が上がったり下がったりしても37℃前後の体温を保ち、ウイルスなどの外敵からからだを守り生命を維持することができます。恒常性が働いていると多少食べ過ぎたりしても太りすぎたり、病気になったりすることはありません。つまり恒常性が働いている状態がいい体内環境であり健康な状態です。

食をめぐる環境

「気」のめぐりはさまざまな環境に影響を受けています。食養生では「気」のめぐりに影響を及ぼす要素を把握し適切な選択をすることが大切になります。何を食べるのか、どのように食べるのか、ということも「気」のめぐりに影響を与えるひとつの因子です。

例えば農薬が発明されてからは、わたしたちは食を通じて農薬の影響を受けるようになりました。また、最近では遺伝子組換え食品も出現しています。さらに日本では不幸なことに食品の放射能汚染の心配もしなければならなくなりました。このように、現代では食をめぐる環境はかつてないほど大きく変化してきています。食養生のためにはより幅広い視点からさまざまな要因があることを把握しておく必要があります。また、それらは科学の発展速度に比例して日々変わってきており、現在でも常に変化し続けています。そのため情報を記憶することより、適切な判断と取捨選択能力が必要とされるのです。

優先順位をつけて選択する

このように食をめぐる環境は常に変化しています。知識として詰め込んでいても情報は古くなるだけです。また、理想を追い求めても実践できなくては何の意味もありません。これまで試してきたダイエットや健康情報と同じで無理なことは続かないのです。

今の日本で暮らしていれば自分で田んぼや畑を持っていない限り完全無農薬という理想を追求することは難しいでしょう。しかし、食養生では農薬が使用されているかということよりも、もっと重要視していることがあります。食養生の考え方を身につけることで、自分に合った適切な妥協点というものを見つけることができます。

どんなに健康にとっていいことでも、すべてを毎日取り入れることはできません。一日の時間は限られていますし、住んでいる環境や仕事などによってさまざまな制約を受けます。そもそも自分に合わないものは続けられません。さまざまな健康情報の中から、てっとり早さや、手軽さなどを優先したり、ＣＭで何度も刷り込まれたものを無自覚に選択したりしてしまいがちです。食養生の知識を身につけることで、日々大量に流れ、かつ増加し続けている情報を的確に捉え、自分にとって何が大切な情報なのかを選択することができるようになってほしいのです。そして自分にできることから実践してほしいのです。

記憶するのではなく実践する

もちろん、実践するためには知識も必要です。知らないうちに、あなた自身があなたの望まない食環境の後押しをしていたりすることもあるからです。

あなたが買い物をするとき、遺伝子組換え技術を使い農薬を使ってつくった野菜と、在来種で農薬を使わずつくられた野菜と、どちらを購入するでしょうか？　健康に気を配っている多くの人が後者を購入し、また人にも後者を推薦し応援するでしょう。しかし、外食をするときに安さを求めると、知らないうちに遺伝子組換え作物を応援していることにつながってしまいます。例えば、肉牛は本来なら牧草で健康的に育てると出荷まで3年以上かかり、この時間はコストになりますが、栄養価の高いとうもろこしを与え運動できない環境に閉じ込めておくことで肥育が短縮でき安く出荷できます。ファーストフードのハンバーガーチェーンは原材料の肉を安く仕入れる必要があるため、不自然な状態で育てられた肉牛を使用するでしょう。

自分が口にするものがどのようにしてつくられているのかをきちんと知ったうえで選択する、食養生は知識を詰め込むだけでなく実践することが大切です。

第２章

日本人は何を食べればいいのか

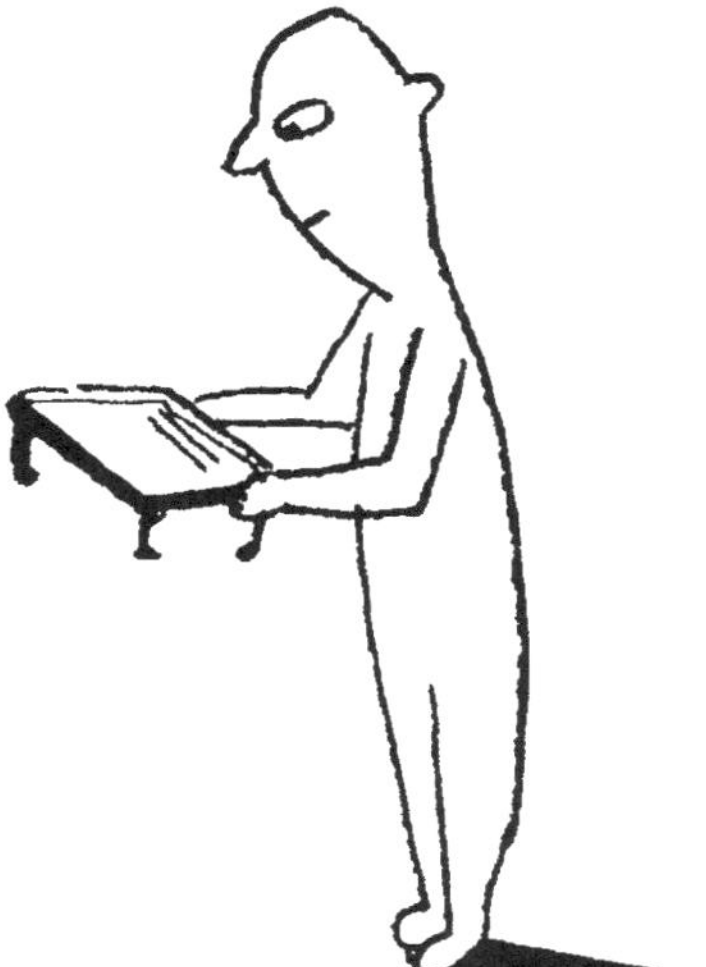

世界に認められた和食

２０１３年、「和食＝日本人の伝統的な食文化」がユネスコ無形文化遺産に登録されました。日本には多様で豊富な旬の食材や食品、栄養バランスの取れた食事構成、食事と年中行事や人生儀礼との密接な結びつきなどといった特徴を持つ素晴らしい食文化があり、それが高い評価を受けたようです。

ごはんを主食に一汁三菜《いちじゅうさんさい》を基本とする日本の食事は理想的な栄養バランスとして世界でも高く評価されています。また、ダシの文化が発達しており「うまみ」を上手に使うことによって動物性油脂の少ない食生活を実現しています。日本人が世界で最も長寿を誇り、先進国の中では肥満が少ないということからも、日本の食事スタイルが健康的であることの証明になっていると言えます（※注）。

※注●先進国（ＯＥＣＤ加盟国）の、人口に占めるＢＭＩ値25％以上（太り気味）と30％以上（肥満）の人の比率を比較したデータによると、肥満率１位の米国は約７割が肥満傾向にあり、第34位の日本は先進国中最も低い３割以下という結果。（出典＝OECD Health Data 2012）

日本人には日本人にあった食べ物がある

しかし、日本人の食生活が大きく変わってきていることも事実です。試しに、この１週間自分が何を食べたか思い返してみてください。朝食は食パンと牛乳、ランチはパスタ、夜は居酒屋で宴会という日が続くと、そういえば最近お米を食べてないな、ということもよくあるのではないでしょうか。豊かな食生活を楽しむことができるようになった一方で、ユネスコに登録されたような伝統的な一汁三菜の食事を毎日しっかりとっている人は少なくなってきているのかもしれません。

食養生の世界では「身土不二《しんどふじ》」ということをとても大切にしています。身土不二という言葉は、元は「身」（今までの行為）と「土」（身の拠り所としている環境）とは切り離せない、という意味の仏教用語です。食養生では住んでいるその土地、その季節の食物を食べることが健康にいい、とする考え方です。食べ物に限らず、土地の環境を無視して健康でいることは難しいわけですからあたりまえのことですが、世界中の食べ物が安く手軽に手に入るようになった今、注意しないと知らず知らずのうちに身土不二に反する生活を送っていることもあります。例えば、熱帯のフルーツはからだを冷やす作用があります。暑い国に住んでいる人にとっては暑さをしのぐ食べ物になりますが、寒い土地に住んでいるのに熱帯のフルーツを食べ続けることは、からだの熱を奪うことになってしまいます。

食の国際化が進んだ現代こそ、「身土不二」を正しく理解して実践することが健康につながると言えます。

表１　食べ物と歯の関係

食べ物の種類	歯（本数）	%
穀物：5　米・豆・麦・雑穀	臼歯：20本	62.5
野菜：2　葉・根・果実	切歯：８本	25.0
動物：1　牛・豚・鳥・魚・卵・乳製品	犬歯：４本	12.5

歯が教えてくれる理想の食事バランス

身土不二を実践するためには、日本人は伝統的な農法で作られた玄米・麦・蕎麦、雑穀などの穀類や豆類を主食として、季節の野菜、果実、海藻、小魚などを副食とする食事が理想的です。

では穀物と野菜と肉・魚類は、どのようなバランスで食べればいいのでしょうか？　その比率はわたしたち人間の歯が教えてくれます。人間の歯は全部で32本。形と機能で3種類に分けられます。前の方に生えているのは切歯。草などの植物を噛み切るための歯である切歯は上下合わせて8本です。切歯の隣に犬歯が上下左右に1本ずつ合わせて4本。これは肉を噛みちぎるための歯です。そして残りの奥歯はすべて穀物をすりつぶすための臼歯です。全部で20本あります。この臼歯：切歯：犬歯の割合5：2：1が、食べ物のバランスになります。つまり、穀物5：野菜2：肉・魚1の割合です。

歯と食べ物の関係

他の動物の歯と食べ物の関係をみてみましょう。草食動物は平らな臼歯が隙間なく生え、下あごの可動域が広く植物をすりつぶすのに適しています。肉食動物はすべての歯が鋭くとがって下あごはほぼ上下にしか動かすことができません。肉を噛みちぎりやすくできているのです。

人間は臼歯が20本。歯の半分以上を臼歯が占めています。臼歯は真ん中がくぼんで粒を逃さないようになっていて、下あごは前後左右にも動かすことができます。穀物や豆類を食べるための構造なのです。草食動物に肉を、肉食動物に草を与え続けたら彼らの健康状態はどうなるかちょっと想像すればわかるように、人間もそのからだの構造に適したものを食べなければ健康を害してしまうことになります。これは日本人だけに限らず、よほど特殊な環境でない限り、世界中で人間は穀物を主食として食べて暮らしてきたのです。

環境にあったものを食べる

すべての生き物はその環境に応じて身体を進化させてきました。深海に棲む魚は浅瀬では暮らせないし、ジャングルで暮らすオランウータンは砂漠では生きていけないでしょう。生態系は環境に合わせて発達しているのです。

もちろん、食事についても同じことが言えます。すべての生物は自分が住んでいる環境にあるものを食べて生きています。寒い土地に自生する植物は寒さに対する耐性を持っているので、そこに暮らす草食動物はその土地の植物を食べることが望ましいのです。

動物である人間も同じです。ロシアで伝統的に食べられている黒パンは小麦よりも寒さや乾燥に強いライ麦でつくられます。東アジアでは温暖で湿度の高いところで生育する稲が主食として食べられてきました。そして、そこに暮らす人々はそれらの食物を消化しやすいような体内環境になっているのです。

地域や種族で異なる消化能力

歯の数から人間は穀物を主食とする生き物であることがわかりますが、例外もあります。例えば、氷雪地帯で暮らすイヌイットや今も遊牧生活を続ける遊牧民の存在です。遊牧民は家畜を連れて移動し続けるため農耕ができません。そのため家畜のミルクや肉が主な食事です。イヌイットは穀物や野菜は食べずにアザラシなどの海獣の生肉を食べることが知られています。これらの人々の食生活を日本人が真似しても健康を害するだけでしょう。遊牧民は家畜のミルクや肉を、イヌイットはアザラシの生肉を何世代に

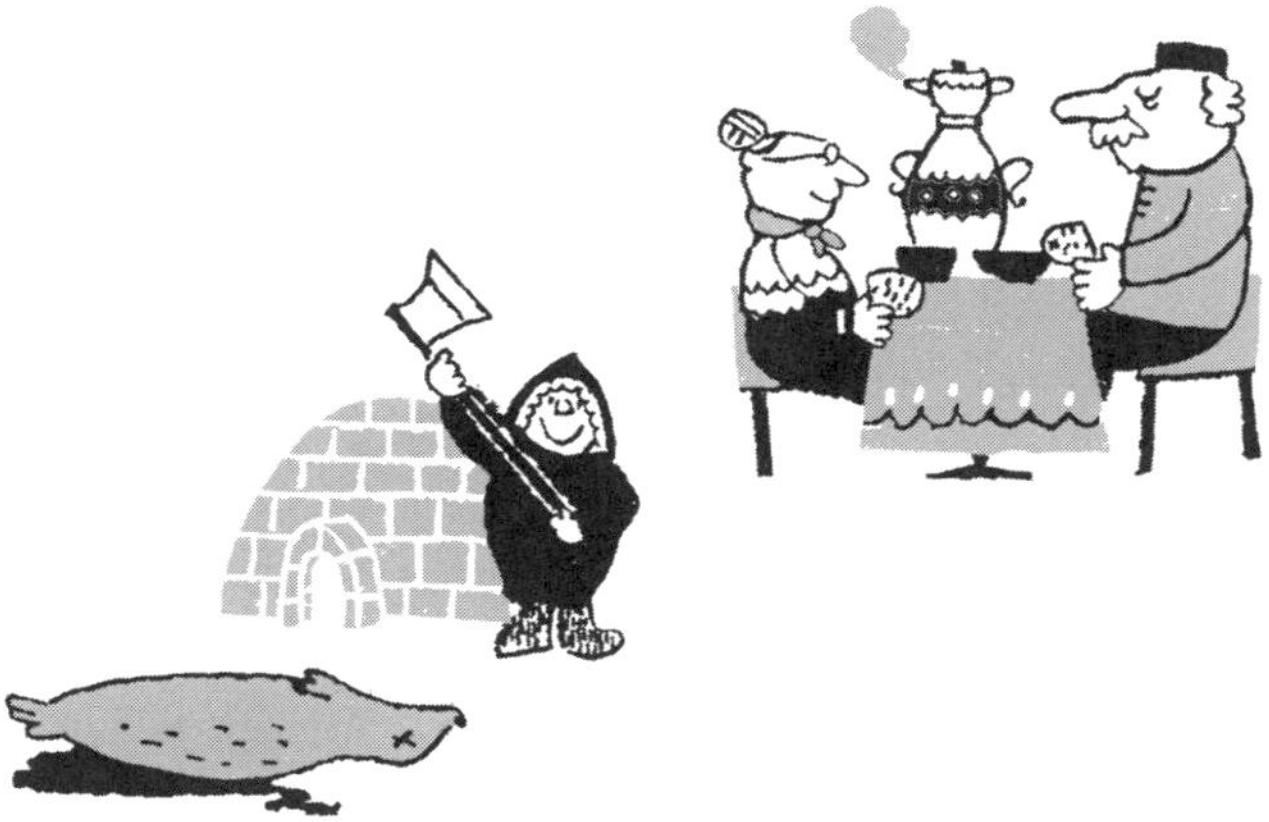

もわたって食べ続けてきた結果、それらを消化するためにからだを適応させてきたからです。

逆に伝統的な暮らしをしていた遊牧民がいきなりお米が主食の食生活になったら、体調を崩してしまうでしょう。このように、日本人は日本人が伝統的に食べてきたものを食べるのが、最もからだに適しているのです。

日本人が食べてきたもの

日本は南北に長く、気候もさまざまです

が、おおむね温暖湿潤で水と緑に恵まれた豊かな国土を持っています。米を中心に、麦や蕎麦、大豆などの穀物や、それぞれの地域ごとに季節の野菜がたくさん収穫できます。山が多いので木の実やきのこなどの森の恵みも豊富です。また、四方を海に囲まれているため、伝統的には魚が多く食べられてきました。山に暮らす野生動物を食べることはあっても、牛や豚を食べる習慣は、一部の地域を除いては江戸時代までは存在しませんでした。

したがって、日本人にとっては、「米5：旬の野菜2：旬の魚1」という食事が理想的だと言えます。さらに、地域によってその土地ならではの食材を、伝統的な調理方法で食べることが望ましいと言えます。

都会に暮らしているとスーパーにはいつもトマトもキュウリも売っていますし、南国の果物や安い外国産の肉も手に入るので、なかなか「身土不二」を実践することが難しいかもしれません。まずは国産の食材を選んだり、なるべく旬のものを選んだりすることから始めましょう。

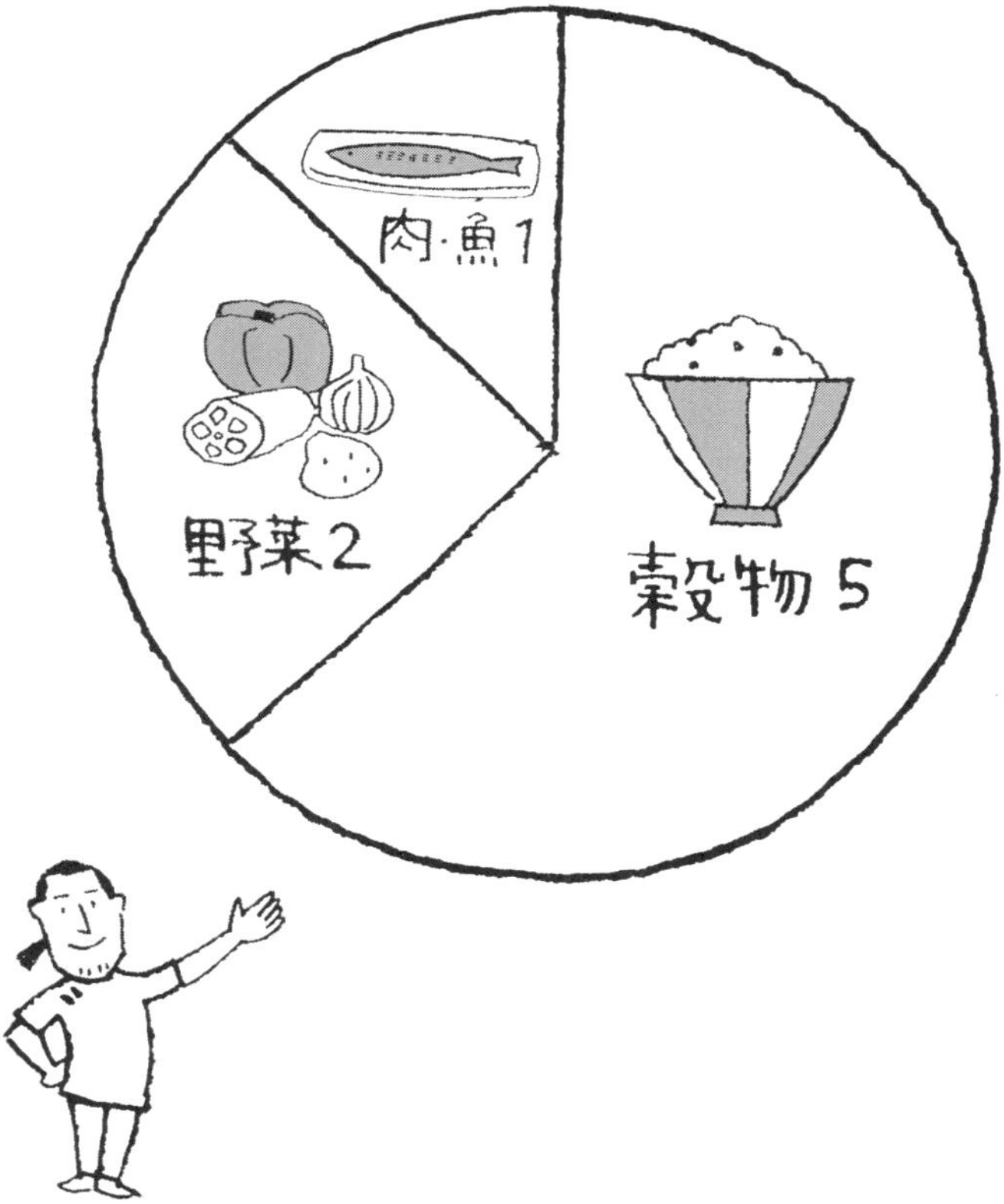

図５　理想の食事の割合

穀物5：野菜2：肉・魚1のバランスも、ランチで肉を食べすぎたら夕食はごはんと野菜にするなど、1日でバランスをとるようにすると実践しやすいと思います。

日本の伝統的な食事は一見質素に見えますが、ユネスコも認めたように、人間が健康に生きていくために十分な栄養を備えたものです。また、季節や土地の恵みが取り入れられ、「自然を尊ぶ」という日本人の昔ながらの文化が反映されています。自然の恵みをいただくことで健康に長生きする、日本人はずっとそのような食事をしてきたのです。

【今日から実践】

① 穀物5：野菜2：肉・魚1のバランスで食べる。
昼食で肉を多く食べたら夕食は米と野菜のみにするなど1日でバランスをとればよい。

② 「身土不二」を実践。

地元のものを食べる。少なくとも国産の食材を食べる。

【コラム】チャイナ・プロジェクト

チャイナ・プロジェクト（中国農村部の食習慣研究）は、１９７０年代にイギリスのオックスフォード大学、アメリカのコーネル大学、中国予防医学研究所などさまざまな国の機関が関わった人類史上最大規模の疫学調査です。広大な国土に多様な民族が暮らす中国は食事や生活習慣にも多様性があり、疾病のリスクと食事との因果関係を調査するのに最適だと考えられました。２千４００余りの郡とその住民8億8千万人（人口の96％）を対象とした調査の指揮をとったのは、「栄養学のアインシュタイン」と称されるコーネル大学栄養生化学部名誉教授Ｔ・コリン・キャンベル博士です。

この調査の結果いくつかの病気は食習慣や環境、ライフスタイルが原因で生じる、という結論が導きだされました。キャンベル博士はさらに動物での生体化学実験や数十年に渡る疫学的調査の蓄積から、乳製品や肉食中心で動物性たんぱく質の過剰摂取になっている西洋食文化がいかに危険であるか、そして菜食中心の食生活が心臓病や糖尿病などの生活習慣病、さらにはがんをも抑制する効果があるという結果を導きだし、『チャイナ・スタディ』（※注）という著書を発表しました。

ベストセラーとなったこの本の中でキャンベル博士は「なるべく加工されていない野菜やフルーツを食べる」ことを推奨しています。発がん性の物質を摂取しても動物性たんぱく質が食事の5％以下ならがんは進行せず、20％以上の場合がんは増殖するという動物実験の結果などから、動物性たんぱく質の摂取が多くなるとがんを誘発すると結論づけています。キャンベル博士自身が研究結果を受け、妻と子どもも含めて完全菜食者になったそうです。

キャンベル博士が推奨している、植物性のものを中心にした食事で、なおかつ加工（抽出や精製）をせずにまるごと食べるという考え方は食養生の身土不二（穀物5：野菜2：肉・魚1）や一物全体食と近い考え方であると言えます。これまで動物性脂質の過剰摂取が病気を引き起こす原因となっているという報告は多数ありましたが、動物性たんぱく質が現代の多くの病気の原因となっていると指摘している点が、これまでの常識を覆す内容になっています。この本の中で示された実験では牛乳に含まれるカゼインというたんぱく質が使われました。これまで多くの健康指針でカルシウムの摂取源として牛乳が推奨されてきましたが、これも見直す必要性があるのではないでしょうか。

※注❸
Thomas Campbell, T. Colin Campbell, "The China Study: The Most Comprehensive Study of Nutrition Ever Conducted And the Startling Implications for Diet, Weight Loss, And Long-term Health", Benbella Books 2006
（邦訳）T・コリン・キャンベル、トーマス・M・キャンベル著、松田麻美子訳『葬られた「第二のマクガバン報告」』（グスコー出版、２００９）

第３章

からだを整える食べ方

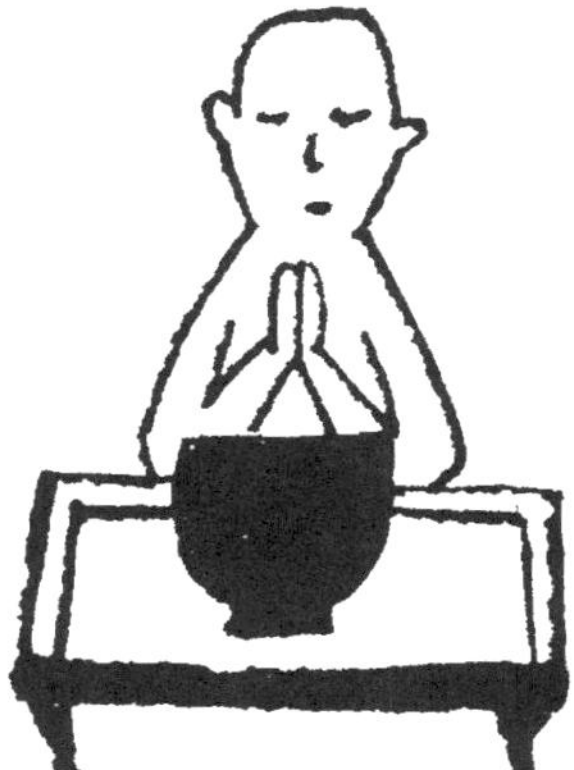

よく噛んで食べていますか？

「ごはんはよく噛んで食べなさい」。子どもの頃家族にそう言われたことがある人も多いでしょう。だれもが「よく噛んだほうがいい」と知っていますが、実際によく噛んで食べている人は少ないようです。わたしが開催する咀嚼《そしゃく》のワークショップでは参加者に一口の玄米を100回噛んでもらいます。100回噛むことでお米の本当の味を体感していただくためです。

食べ物の味は舌にある味蕾《みらい》の味細胞によって知覚されます。この味蕾には味孔という窪みがあります。物質が味孔に入って味細胞を刺激すると、刺激が脳に伝わり、「甘い」とか「苦い」といった味を認識します。つまり、食べ物が噛み砕かれ、さらに唾液に含まれる消化酵素によって分解されて味孔に入るくらい小さな物質になることではじめて味を認識できるのです。味を感じるためにはしっかりと咀嚼して、口の中で消化をすることが大切です。

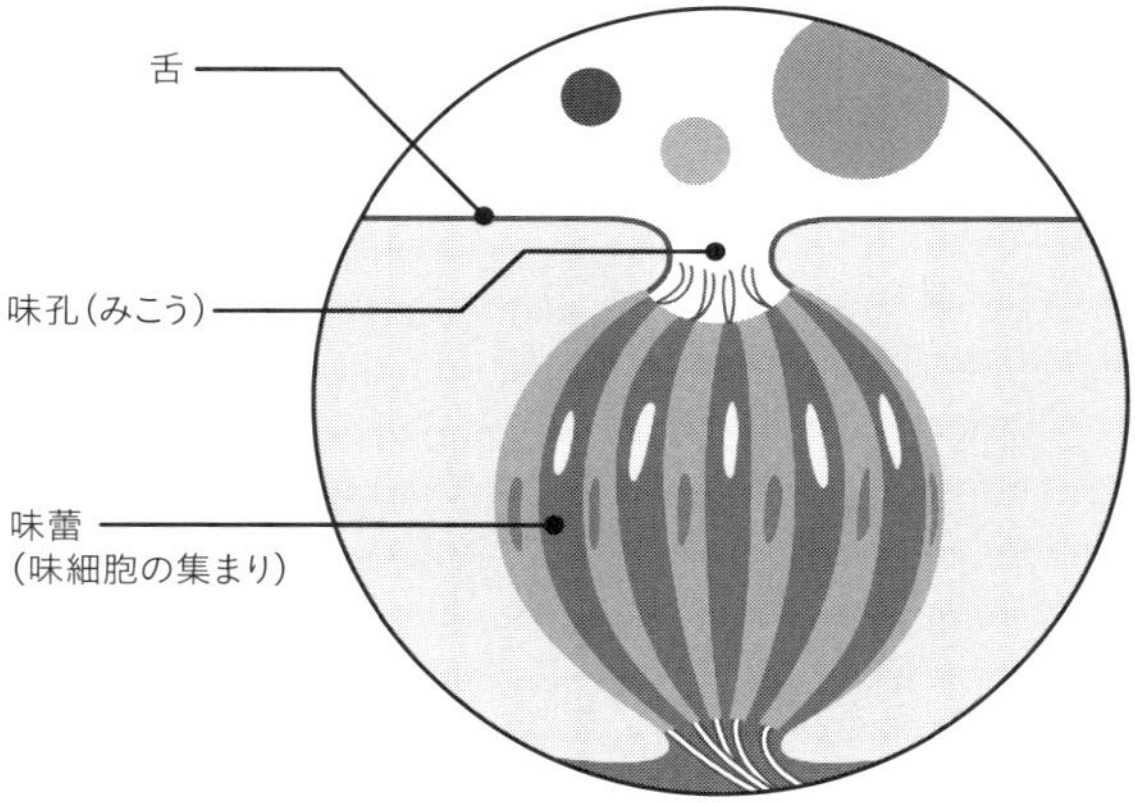

図６　食べ物は分解され味孔に入るくらい小さな物質になることではじめて味を認識できる

咀嚼が不十分だと、食材本来の味ではなく、ソースや添加された調味料の味しか感じることができません。よく噛まないで食べると食材本来の味はわからないままのどの奥に送られてしまうことになります。そう考えると、グルメ番組で口に料理を入れたとたんに「おいしい！」と叫んでいるレポーターはちょっとあやしいですね。おそらく食材本来の味ではなく、表面についているソースなどの調味料しか味わっていないのではないでしょうか。味の本質がわかる人になるためには、咀嚼がとても重要なのです。

食べ物はどのように消化されるのか

咀嚼が重要なのは、素材本来の味を感じるためだけではありません。食べ物がどのように体内に取り込まれるのか考えてみましょう。食べ物は通常腸の上皮細胞膜を通って体内に吸収されます。しかし未消化のままでは大きすぎて腸から吸収することができないため、消化によって細かくしたうえで体内に取り込まれます。

消化には大きく分けて歯で細かく噛み砕く「物理的な消化」、唾液や膵液、小腸液などに含まれる消化酵素によって分解する「化学的な消化」の2種類があります。化学的な消化は主に小腸で行なわれますが、炭水化物の場合は唾液によって口の中でも消化が行なわれます。ちなみに、胃は待合室のようなもので、食べたものを一時的にためておくのが大きな役割です。たんぱく質を消化する働きはありますが、胃壁から分泌される胃酸によって、食べたものを酸性に保つことで殺菌し腐敗を防ぎ、小腸が消化吸収できるように少しずつ食べ物を送り出しているのが胃なのです。

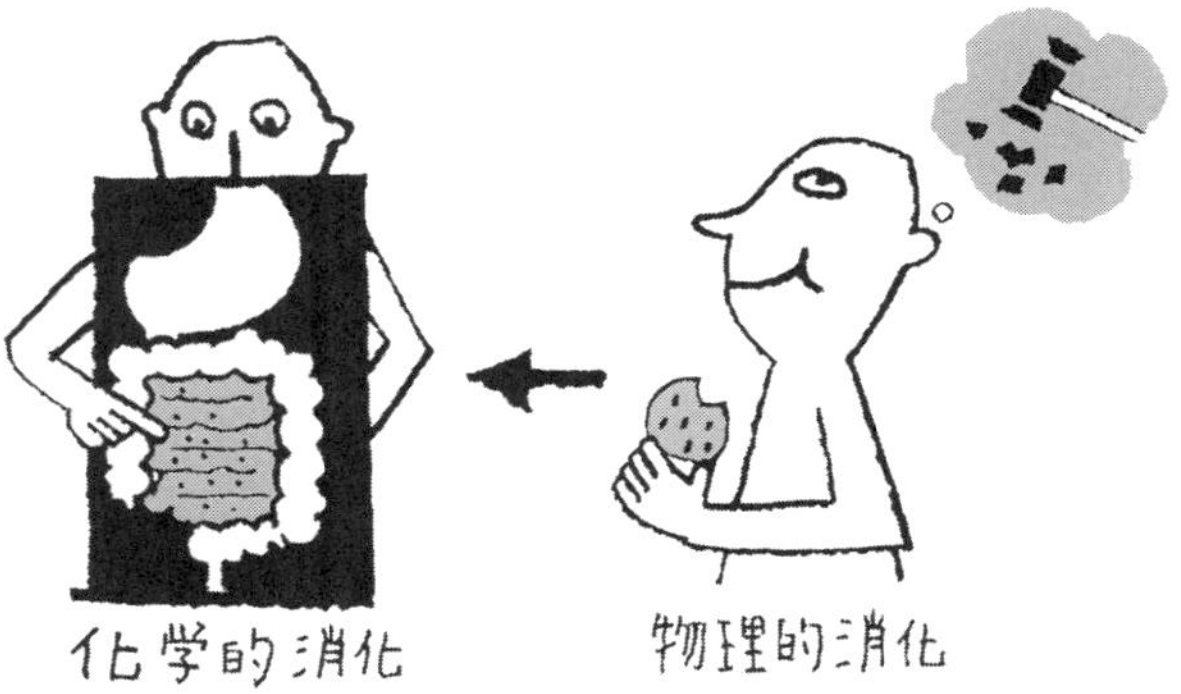

図7　消化のイメージ

消化はからだに負担をかける

しっかり咀嚼をすると食べ物が小さく噛み砕かれて、消化酵素の効果が高まります。これは消化酵素が物体の表面にしか作用しないという性質を持っているためです。細かく噛めば噛むほど消化効率が上昇し、胃腸への負担が軽減されます。

消化とは体内で消化酵素をつくりだすためにエネルギーを消費することでもあります。わたしたちが一日に消費するエネルギーの内、約10％は食事誘発性熱産生といって消化吸収などに使っています（成分別には摂取エネルギーに対して糖質は約6％、脂質は約4％、たんぱく質は約30％のエネルギーを消費する。通常はこれらが混じるので10％程度となる）。（※注）つまり、消化にもエネルギーを必要とするので、食べたものすべてがエネルギーとして使えるわけではないのです。消化に必要なエネルギーは食べたものの量や状態に左右されるわけですから、当然、消化の負担が少なければその分のエネルギーは細胞の再生や修復など、他のことにまわせます。つまり消化の負担が少ないほどからだの内側から若々しく健康になることができるのです。

消化にエネルギーを使わない「断食」が健康回復に効果があるのはこのためです。しかし断食は荒療治。断食明けの回復食に細心の注意を払わないとかえって健康を害してしまうこともあります。まれに回復食の失敗で命を落とす人もいるほどです。数日間水分以外のものを口にしない生活を続けた後で急に食事をすると、消化の負担に耐えられずからだがショックを起こしてしまうからです。断食する時にはかならず専門的な知識を持った指導者のもとで行うことをお勧めします。食養生は断食のような荒療治をしなくてもいいように、日々の生活を見直す方法です。

※注●食事誘発性熱産生は、以下の3種があり、食事誘発性熱産生=消化だけではない。
1. 消化液の生成と分泌　2. ブドウ糖・アミノ酸などの消化管吸収　3. 肝臓などにおける代謝の増大

噛むだけで美しくなる?

よく噛むことはからだへの負担を軽減するだけでなく、他にもたくさんの効果があります。

咀嚼にしっかり時間をかけると満腹感が得られやすく、食事の量を無理なく減らすことができます。したがって食べ過ぎによる肥満を防ぐことにもつながります。

また噛むという運動自体も身体にいい影響を与えます。よく噛んであごを動かすことで血行がよくなり、脳への血流が増加します。一定のリズムで行なわれる反復運動は脳にいい刺激を与えると言われています。結果的に記憶力や思考力、集中力などが高まり、認知症予防にもなります。高齢の方が自分で食べられなくなったとたんに急に認知症が進んだという話をよく聞きますが、このことからも咀嚼がいかにわたしたちが生きていくうえで大切な活動であるかがわかります。

またよく噛むと唾液がたくさん分泌されます。唾液には殺菌作用があるので口腔内を清潔に保つ効果があります。虫歯や歯槽膿漏の予防にもなるのです。

このようによく噛むだけで、内側から若々しく健康なからだになります。さらに噛むことで顔の筋肉が動きますから、小顔効果やタルミ・シワ予防も期待できます。

腹八分目に医者いらず

「よく噛んで食べる」こととともに、みなさんが知っていてもなかなかできないことが「腹八分目」でやめておくことではないでしょうか。からだによくないとわかっていてもついつい食べ過ぎてしまう。これは実は噛むこととも関係しています。

食事をすると血糖値が上昇し、それを脳が検知し、もう食べなくてもいいよ、と満腹信号を出して教えてくれます。しかし、食べたものが消化吸収されて血糖値が上がるまでには時間がかかります。よく嚙まずに早食いをすると、血糖値が上がったころにはすでに食べ過ぎてしまうことになりかねません。

血糖値の低下は生命の危機につながるため、人間は血糖値を上げる生理機能をたくさん備えています。食べ物が見つからず飢えてしまっても生き延びるために人類は長い年月をかけて血糖値を上げる機能を備えてきました。反対に血糖値を下げる機能は膵臓から出るインシュリンのみです。飢えとの闘いの連続であった人類の歴史において、現代のような飽食の時代はごく最近起こった出来事で、人間のからだにとって想定外の事態であると言えます。

食べ過ぎによって必要以上に上がってしまった血糖値はインシュリンのみでは抑えることが難しくなります。糖尿病のような膵臓機能の低下によっておきる生活習慣病の背景には、飽食という人類にとって不自然な食生活が関係しているのです。

からだの修復のためにエネルギーを使う

そもそも生物は生きるために食事からエネルギーを補給するのですが、既に記したように消化には膨大なエネルギーを必要とします。例えば傷ついた野生動物のことを考えてみましょう。ケガを治すために動物はどうすると思いますか？　いつもよりたくさん食べるでしょうか？　人間のように薬に頼るわけにはいかない動物はケガが治るまでじっとからだを休めているはずです。

自然治癒力が最も活発に働くのは空腹時と言われています。たくさんのエネルギーを必要とする消化吸収をストップして、すべてのエネルギーをケガの修復にまわしたほうが回復の効率がよいことを野生動物は本能で知っているのです。

したがって、風邪をひいたときに栄養をとらなきゃ、とたくさん食べるのは実は逆効果です。体調が悪いときは食欲がなくて当たり前。わたしたち人間も、病気を治すことにエネルギーを集中したほうが効率がよいことをからだが本能的に知っているのです。

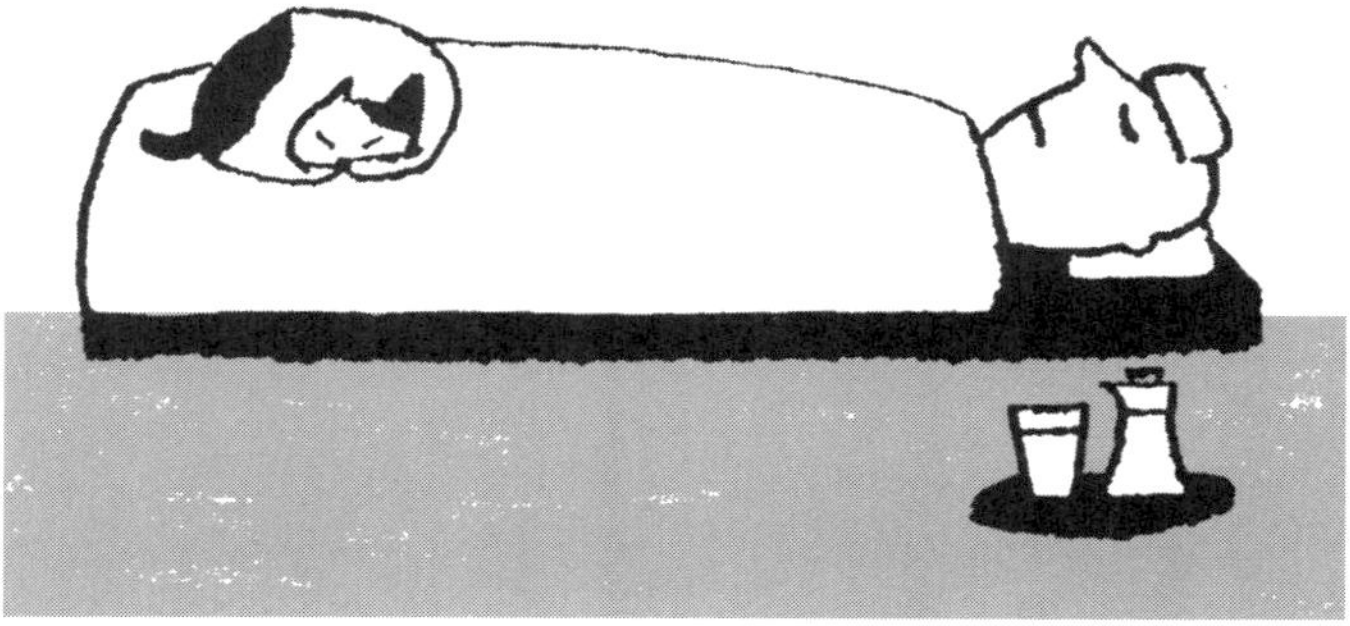

かつて貧しく栄養が足りないことからくる病気や体調不良が多かった時代には、栄養価の高いものを食べさせることで元気を回復することもあったでしょう。しかし現代のような飽食の時代はからだに余分なエネルギーをため込んでいる人がほとんどです。病気を防ぎ体調が悪くなっても治す力を高めるためには、いかに空腹の時間を長く保つかが重要です。だからこそ食養生の基本は「腹八分目」で、食欲がない時には無理に食べる必要はないのです。

快適な睡眠の秘訣も「腹八分目」

睡眠にはからだを休めるだけでなく、脳を休め、内臓を休めるという働きがあります。からだの消化能力を超えて食べ過ぎてしまうと内臓が休まらず疲れてしまうため、長時間の睡眠が必要になります。逆に食事を腹八分目にとどめておくと必要な睡眠時間は短くてすみます。そして睡眠中に行なわれるからだの修復も効率よくなるので、若々しさと健康が保てるのです。

良質な睡眠のためには入眠時に胃が空であることが大切です。睡眠は、からだは休息しているのに脳が活動しているレム睡眠と、脳が休んでいる状態で生理機能も低下している深い睡眠状態であるノンレム睡眠に分類できます。人間は眠りにつくと、まず深いノンレム睡眠に入ります。その後レム睡眠とノンレム睡眠とを、合わせて平均90分のサイクルで繰り返します。良質な睡眠とは、寝付くまでの時間が短く、また眠り始めてから最初の約3時間にノンレム睡眠の占める割合が多く、さらに夜中に起きる（覚醒する）ことがない睡眠のことです。食後すぐ寝てしまうと、消化器官が休むことができず、質の悪い睡眠になってしまいます。いくら寝ても寝足りない、朝起きるのがつらい、という人は寝る前に食べ過ぎていないでしょうか。少なくとも就寝の3時間前からは食べ

表2　食物100gの胃内停滞時間〔『治療食調理教本』（第一出版）より〕

2時間以内	くず湯（200ml）、食パン、りんご、桃、大根、かぶ、半熟卵、たい刺し身
2.5時間以内	白米ごはん（茶碗１杯）、餅、牛乳（200ml）、じゃがいも、にんじん、生卵
3時間以内	うどん、味噌汁（１杯）、かぼちゃ、さつまいも、鶏肉、カステラ、煮魚（かれい、あゆ、あじ、きす）、牛すき焼き、ビスケット、卵焼き
3.5時間以内	たけのこ、ピーナツ（炒り）、たい塩焼き、あわび、はまぐり、昆布、かまぼこ、茹で卵、ビーフステーキ
4～5時間以内	うなぎ、かずのこ、天ぷら、豚肉、ベーコン、ロースハム
12時間	バター（大さじ5杯）

ないことが大切です。

腹八分目でボケ知らず

脳の重さは体重のわずか２％程度しかありませんが、心臓から送られる血液は全体の約15％にも及びます。脳はからだの中で最もエネルギーを必要としている臓器です。消化に必要なエネルギーを抑えることで脳への血流も確保しやすくなります。お腹いっぱい食べてしまうと眠くなったり、頭がぼんやりしてしまうのは、消化にエネルギーをとられて脳への血流が少なくなり気絶するのと同じような状態になってしまうからです。脳の衰えを予防し、いつまでもクリアな頭でいたければ食べ過ぎないことです。

食べ過ぎて食後すぐ寝てしまうと数時間以内に目がさめますね。これはいわゆる睡眠ではなく、脳の血流が低下して気絶しているのです。睡眠本来の修復作業は行なわれず、かといって消化も中途半端になり、「気」絶ですから気のめぐりも滞っています。食べ過ぎはからだにとっても脳にとっても大きな負担になります。

食べ過ぎないために、まずは自分の腹八分目を知りましょう。お腹いっぱいになる量を確認して、その8割の量を自分で把握します。次の食事の前に空腹を感じる程度がちょうど腹八分目の目安です。食事をする時にしっかり咀嚼して、時間をかけて食べれば、正しい満腹感を得られます。

とはいえ、適量は体調や活動量によって常に変化します。自分の腹八分目を知るのは難しいので、「もう少し食べたいな」と思うくらいでやめておくといいですね。

大人は1日2食で腹七分目

東洋医学では午前中は排泄の時間であると考えるので食事は控えます。少なくとも起き抜けに朝食を詰め込むようなことはやめましょう。快適な睡眠のためには食事は就寝3時間前にすませます。すでにからだができている大人にとっては、1日2食で十分です。理想的な食事は昼前の10時くらいと、夕方5時くらいの1日2食です。江戸時代くらいまで、日本人は朝餉《あさげ》と夕餉《ゆうげ》の1日2食の生活でした。

腹八分目の感覚をつかんだら、最終的には七分目に抑えることが理想です。間食の習慣がある人はいきなりやめるのではなく、徐々に量を減らしていきます。最初は半分、それができるようになったら、またその半分、というように少しずつ減らしていきましょう。

飽食の時代だからこそ、自分の消化能力をきちんと把握して、食べ過ぎないことが健

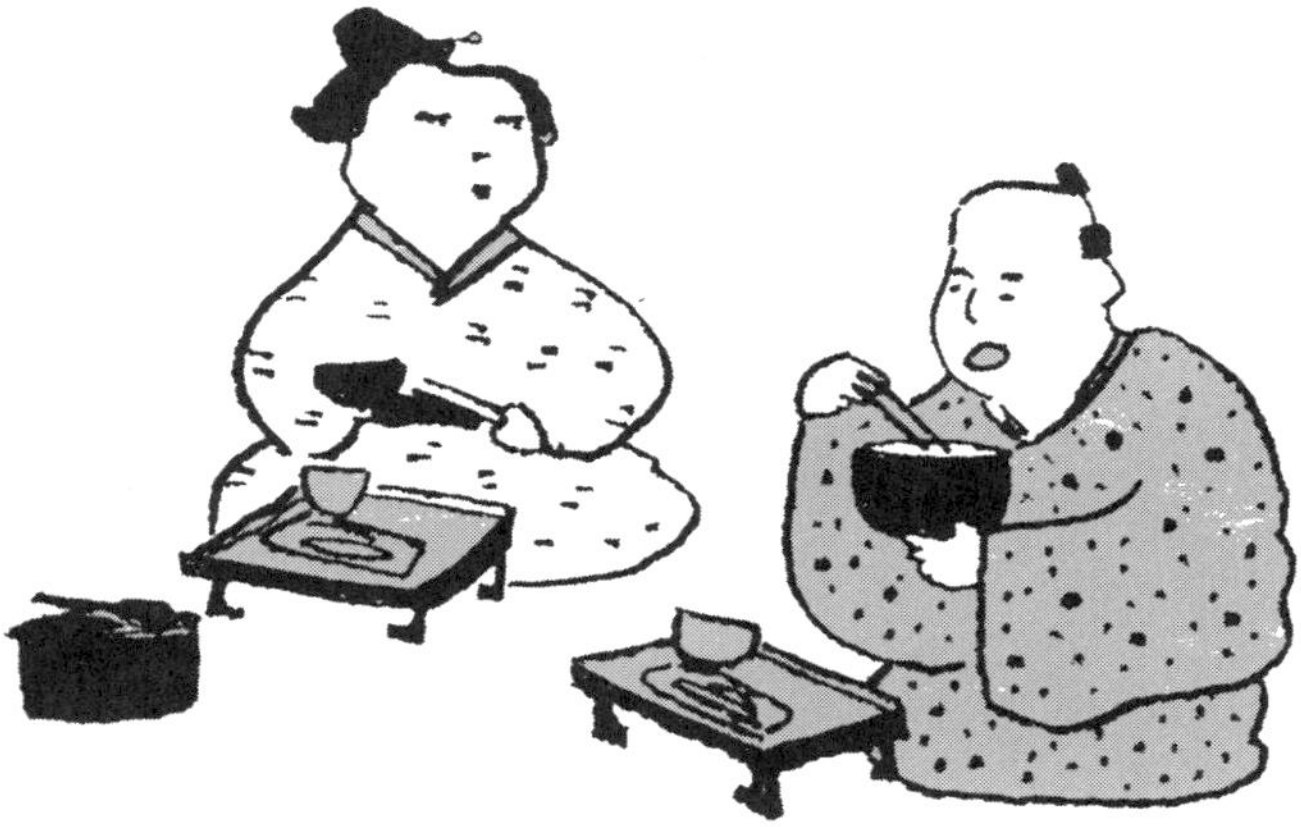

康のためには最も重要です。消化能力を把握するためには、毎日の便の状態を観察しましょう。水に浮かぶバナナ状の便が理想とされています。色は黄色から褐色で、するっと出て、おしりをふいたときにトイレットペーパーがあまり汚れない便です。水に浮かぶのは適度にガスが含まれているからです。このような便の状態でない場合は、自分の消化能力以上に食べ過ぎている可能性が高いので、食事の量を調整してください。

【今日から実践】

①理想は玄米ごはん一口につき200回咀嚼する。

毎食200回は難しいかもしれませんが、一度やってみることをお勧めします。実践にあたっては、次のような手順で行なってください。

・茶碗一膳のごはんを準備する。

・まず姿勢を正す。

・初めに一口だけ口に入れ、自分が普段、一口につき何回噛んでいるか数えてみる。

・次に一口100回噛んでみる。唾液も含めて途中で飲み込まないように口の中にとどめておく。噛んでいるとき、箸は箸置きに置く。

・飲み込まずに100回噛めるようになったら

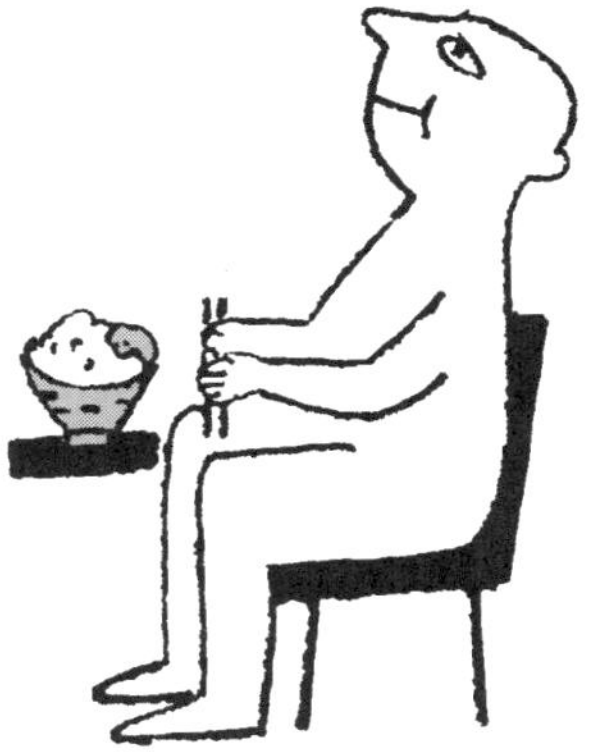

一口につき200回噛んでみる。

・一膳すべて100回の咀嚼で食べる。

・噛み癖がつくまで続ける。

※力を入れ過ぎるとあごを痛めてしまうので注意してください。

※玄米を硬めに炊くと噛みやすいのでお勧めです。

②「腹八分目」を守る。

よく噛めば自ずと腹八分目になっていきます。

③大人は1日2食、間食も避ける。

いきなり減らすのではなく、徐々に量を減らしていきます。

第４章

水の飲み方

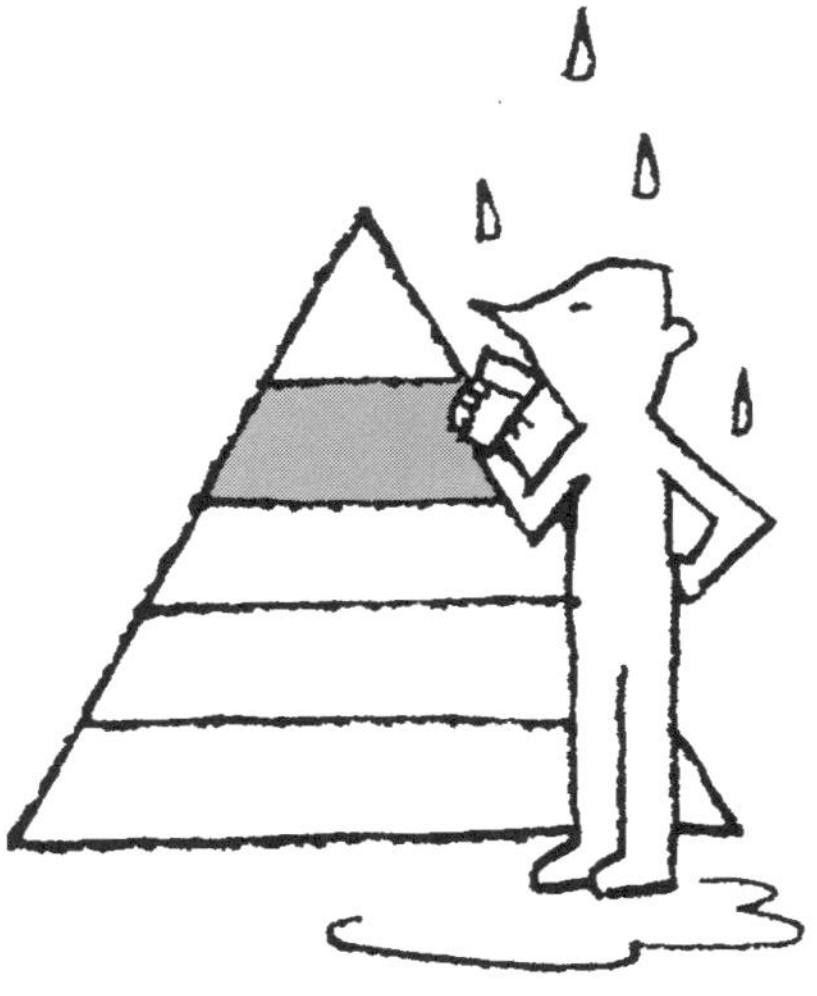

水はたくさん飲んだほうがいい？

少し前に「美容や健康のために、1日最低2リットルの水を飲んだほうがいい」という情報が流れた時期がありました。スーパーモデルや女優が実践している様子がメディアで紹介され、みなさんのまわりでも2リットルのミネラルウォーターのボトルを持ち歩く人がいたのではないでしょうか。確かに便秘に悩む女性は水分をたくさんとったほうがいいような気がしますね。また水分をたくさんとっていたほうが、血液がサラサラになりそうです。はたしてそうでしょうか？

ごはんに木綿豆腐とわかめのお味噌汁、大根と里芋の煮物、焼き紅鮭、カブの糠漬け《ぬか》という典型的な日本の食事の場合、約70％が水分です。実際、人間は1日に平均約2リットルの水分を得ていますが、その半分は食事からとっています。特に日本の食事は、例えば94％が水分である大根を水で煮て味噌汁をつくるといったように、鍋文化とも言われるほど煮物や汁モノが多く、まさに水を食べているとも言えます。

フライパンの文化と言われる西欧では、焼くことで水分を飛ばします。主食のパンもごはんに比べると水分量は圧倒的に少なくなります。このような食生活を送っている海外のスーパーモデルは水をたくさん飲むことで水分を補給してもいいでしょう。しかし、日本のように湿度も高く、他の食文化に比べて水分がたくさん含まれた食事をとっているわたしたちが水を飲みすぎると、かえって健康を害することがあります。

水の飲みすぎが引き起こす水毒

東洋医学では、からだに水分が溜まって、きちんと排出されないことによって起こるさまざまな症状を水毒と呼びます。水毒はからだが重だるくなり、手足がむくんだり、頭痛を引き起こしたりとさまざまな不調を引き起こします。女性の美容と健康の大敵である冷えを引き起こす場合もあります。他にも、めまい、鼻炎、疲労感、頭重感などは水毒による症状と言われています。病気というほどではないけれど、なんとなく重だるいといったような症状が続く時は水毒を疑ってみたほうがいいでしょう。

水は体内に吸収されるとあらゆる場所に移動します。細胞の維持、栄養素・二酸化炭素・代謝産物・老廃物・ホルモンなどの溶解と運搬、体温・浸透圧・酸素濃度の調節、唾液や胃液の原料など、主な働きをあげただけでも多岐にわたり、なおかつ生命を維持する重要な役割を果たしています。

このように体内をくまなくめぐり、からだの隅々で活用された後、水は腎臓でろ過されて体外に排出されますが、この循環が滞ると栄養をしっかり摂ることができなくなり、風邪をひきやすくなったり、疲労感が抜けにくくなったりします。また体脂肪が燃焼できず太ってしまうという悪影響も出やすくなります。

これらの不調を予防するためには、適量の水を補給して血液の流れを改善し、排便・排尿で老廃物をしっかりと体外に排出することが大切です。

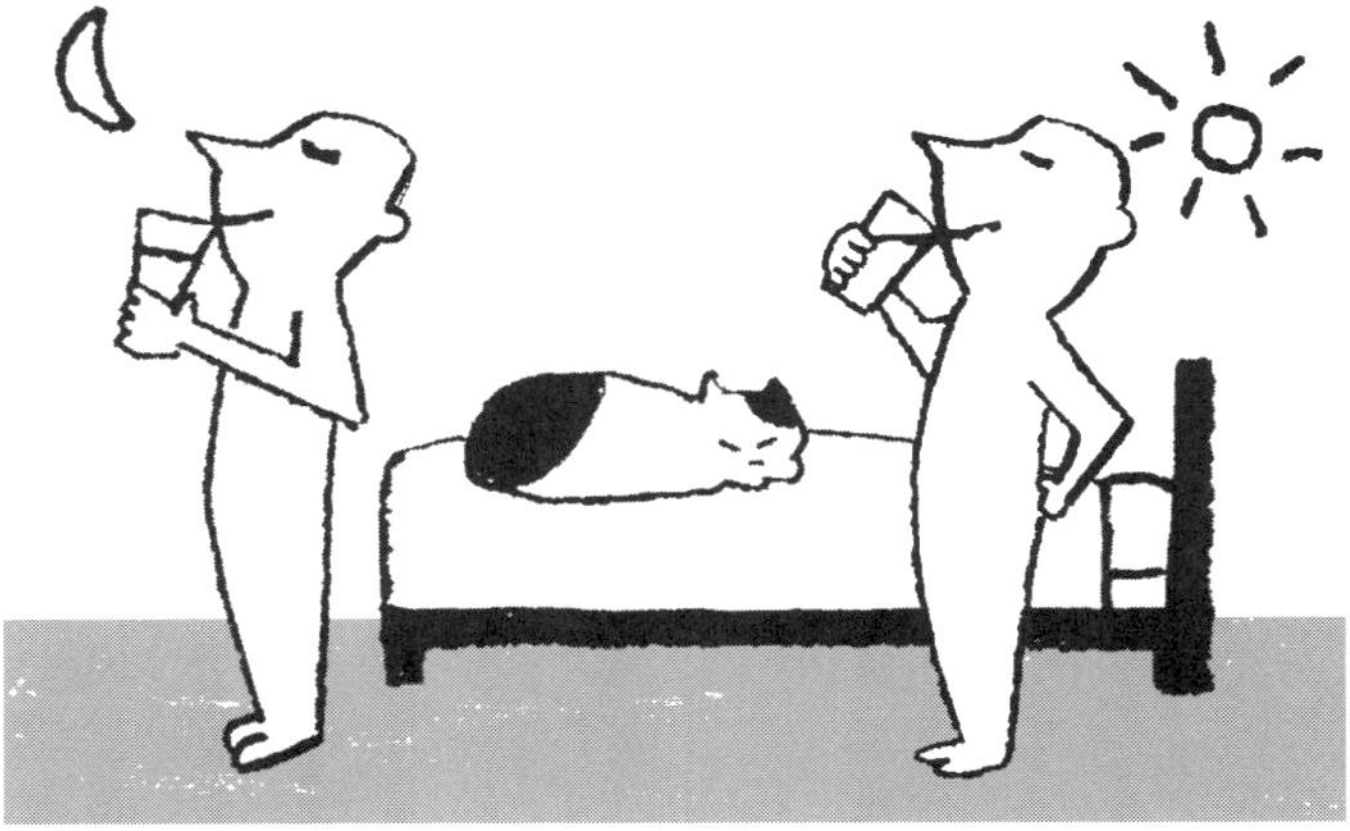

水の飲み方

体内への吸収効率が高くなる水の飲み方は、時間をおいてこまめに補給することです。一度に大量の水を飲むと吸収されないばかりか、大切なミネラル成分が排泄されてしまうことがあります。また、食前や食中に水を飲みすぎると、消化酵素が薄まってしまい、消化吸収が阻害されるので注意が必要です。大切なのは自分ののどの感覚を確認すること。のどが渇いていたら飲むようにします。

脱水からくる病の予防としては、一日の生

活の中で、起床直後と就寝前に水を飲むようにします。適量は日によって変わるので、飲む量は自分のからだと相談して決めてください。就寝中は汗をかき水分を失います。暑い季節だと大量の汗をかいて水分不足からくる脳梗塞や心筋梗塞などのリスクが高まります。お酒を飲んだ時も水分補給が必要です。アルコールの利尿作用から水分不足となるからです。あとはのどが渇いた時に水分補給をすればよいのです。

のどの渇きはからだが水分不足を知らせているサインです。のどの渇きには「口乾《こうけん》」と「口渇《こうかつ》」の2種類があります。口乾はちょっと口が乾いている状態なのでのどを潤す程度が適量ですが、口渇は体が水分を求めている状態なので、ごくごく飲みたくなるのどの渇きです。まず一口飲んで自分の渇きがどういう状態なのか確認してみる習慣をつけましょう。美容と健康のためには1日2リットル飲まなければいけない、などという情報に踊らされて、のども渇いていないのに水を飲むことはやめてください。ただし、水毒症状が現れていても急に量を減らすのはからだの負担になるので、徐々に減らしていきましょう。

理想の水

水はからだの主要な構成要素であり、日々入れ替わっています。１日に腎臓がろ過する水は約１８０リットルにも及びます。そして、口にした水がすべて排出されるまで約１か月かかると言われています。それだけ長く体内にとどまる水は健康にも大きな影響を及ぼします。

わたしたちのからだの半分以上は水で構成されています。からだで重要な役割を果たしている水を選ぶことで体質の改善も期待できます。ではどんな水を選べばよいでしょうか。

東洋医学では、その水が「自然かどうか」ということが最も重要視されます。自然な水とは、家庭や工場の廃水に汚染されていない清水ということになります。さらに、生まれ育った土地の水であればなおよいです。なぜなら、生まれてからずっと飲んできた水が、身土不二の観点から最も適しているからです。海外のミネラルウォーターがからだにいいと宣伝されていても、それはその土地の人々の健康を支えている水かもしれません が、必ずしもあなたの健康に適しているとは言えません。本来なら生まれた土地の湧水や井戸水を煮沸やろ過せずにそのまま飲むのが最も望ましい姿です。

しかし、現代は美しい清水や湧水が存在しない都会に暮らす人がほとんどです。身近に山川があっても周囲の環境が変化して、湧水や井戸水が飲用には適さなくなっているかもしれません。理想的な条件の水を日常的に手に入れるのは現代社会では非常に難しくなっています。

水の選び方

最も現実的な選択はやはり水道水です。ただし、水道水は水源がどんなに清らかでも水道法に沿って必ず塩素が1リットルあたり0・1ミリグラム以上入っています。塩素は細菌の繁殖を防いでくれますが、近年この塩素が発がん性物質であるトリハロメタン

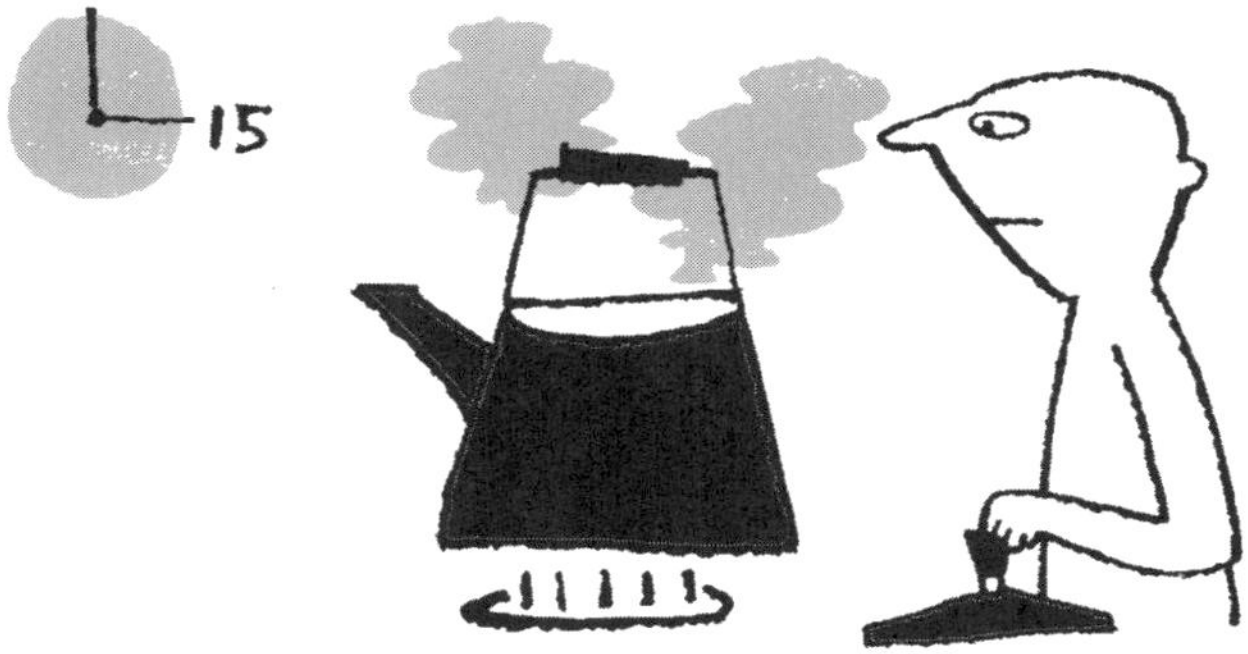

を生み出すとして問題視されています。不安をさけるためには、浄水器を取り付けるか、飲用水として使用する際は煮沸するといいでしょう。煮沸は15分ほど行ないます。煮沸直後はトリハロメタンが増えるので、やかんの蓋を開けてしばらく置いた水を利用してください。

なお、浄水器は簡易なもので十分です。あまり高性能のものを取り付けると、水分中にふくまれるミネラルなどもすべてろ過されてしまい、からだにとっては不自然な「純水」になってしまいます。

最近はさまざまなミネラルウォーターが販売されていますから、地元の環境に近いミネラルウォーターを利用することもお勧めです。

【今日から実践】

飲食用の水をすべて天然の湧き水に替えるのが理想です。しかしそれは不可能に近いので、次の中でできることから始めます。

①毎日同じ水を使う（できれば食事の素材もきれいな水で育てられたものを選ぶ）。
②浄水器を設置する（簡易なもので可）。
③水道水を飲む場合は煮沸を15分ほど行なう（沸騰直後やかんの蓋を開けてしばらく待つ）。

水の飲み方

①水はのどの渇きを確認しながら少しずつ飲む。
②食事前〜食事中は水を飲むのを控える（胃液や消化液が薄まり消化器の負担が増え

るため)。

③起床時と就寝前に水を飲む。

④お酒を飲んだ時は水を飲む（アルコールの利尿作用が水分を奪うため)。

【コラム】

水分量の比較

牛乳	
水分	87.4%
炭水化物	4.8%
たんぱく質	3.3%
脂質	3.8%
コーラ	
水分	88.5%
炭水化物	11.4%
たんぱく質	0.1%
大根	
水分	94.6%
炭水化物	4.1%
たんぱく質	0.5%

液体であっても、水分以外に炭水化物やたんぱく質などの成分があると、消化に負担がかかります。「夜寝る前に牛乳を飲むとよく眠れる」という説もありますが、牛乳を飲むと、からだは消化モードになってしまい、からだの修復がおろそかになってしまいます。たしかに消化中は相対的に脳への血液供給が減るので入眠はしやすくなります。また、睡眠の質が落ちるため長時間の睡眠が必要になり、不眠症の対症療法にはよさそうですが、根本解決にはならないでしょう。寝る前は適量の水を飲むだけにしましょう。牛乳やジュースを飲むくらいなら大根をかじる方が補水もでき、消化にかかる負担も少ないかもしれません。

第５章

呼吸と運動

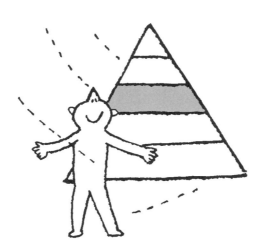

意識と無意識をつなぐ呼吸

人間は片時も休むことなく呼吸し続けています。何かに集中していても、もちろん睡眠中でも呼吸が止まってしまうことはありません。これは呼吸が自律神経の支配下にあるためです。運動神経の支配下にある腕や脚の筋肉は意識した時にだけ動くようになっています。それに対して心臓の動き、発汗などの体温調節、胃腸などの消化作用、のどの渇きなどは自律神経支配下にあり自分の意志とは関係なく自律して動いている機能です。自律神経系はわたしたちの生命活動そのものを支えている機能ですから、意識的に動かしたり止めたりすることはできません。

自分の意志では動かすことができない自律神経支配下に属する臓器のうち、唯一意識的に動かせる臓器が肺です。息を止めたり、深呼吸したりすることで、ある程度自分の意志で呼吸量を調整することができます。呼吸だけは自分でコントロールすることができるのです。

さらに、呼吸をコントロールすることによって、心臓や発汗などの他の自律神経系の動きもコントロールすることができます。例えば緊張して汗が止まらなくなったり、鼓動が激しくなったりした時にゆっくり深呼吸をすると脈拍も落ち着き汗もひいた、という経験がある方もいらっしゃるでしょう。このように呼吸は意識と無意識をつなぐ働きを持っていて、訓練すれば呼吸によってある程度まで自律神経の調整をすることも可能になります。

深呼吸の効果

毎日無意識にしている呼吸に比べて、深呼吸をすると６〜９倍の空気を入れ替えることができると言われています。１日の平均呼吸回数は成人で１万７千２８０〜２万８千８００回ほど。仮に呼吸数を２万回とすると１回の呼吸が数％深くなるだけでも１日のトータルでみると換気量の差はとても大きくなります。2万回の全てを深呼吸にはできなくとも、日々の呼吸の深さが少しでも変われば、からだの変化も大きくなります。

莫大な量の空気を取り入れている呼吸は、単に酸素を取り入れるためだけではなく、意識的に行なうことで先ほども述べたように緊張をほぐし脈拍を正常に整える働きがあります。

つらいことがあると思わず溜息がでてしまう時があります。溜息も深く息を吐くことで、無意識にからだのストレスを軽減しているのです。

他にも深呼吸をすると酸素の供給量が増して代謝が促されたり、体内の酸性度が調整されたりと、さまざまな生理現象に影響を及ぼします。酸素を含んだ空気を体内に取り入れることは人間にとって普段の食事以上に大切な行為であり、意識して行なえばからだのバランスを調整するのにより大きな効果が得られるでしょう。

腹式呼吸

このように意識と無意識をつなぐ呼吸は、古来よりさまざまな活用がされてきました。太極拳などの武道、座禅などの瞑想法、ヨガや気功などは、からだの使い方と呼吸法が一体となったメソッドです。これらの呼吸法はからだのさまざまな生理現象に影響を及ぼしますし、精神状態にも大きく影響します。逆にからだや精神の状態が呼吸に反映されることもあり得ます。どの呼吸法が合うかは人によってそれぞれですが、最も代表的な呼吸法は腹式呼吸です。

腹式呼吸は横隔膜を上下させることによって、胸郭運動だけの呼吸よりも深い呼吸をすることができます。また、腹式呼吸は横隔膜の運動なので、しっかり横隔膜が動かせるようになると、腹部の圧迫と解放が内臓へのマッサージとなり、胃腸の働きも活発になります。血流がよくなり冷え性が解消されるなど、多くのメリットがあります。

【腹式呼吸の方法】

①お腹から空気が押し出されるように口からゆっくり吐き出す。

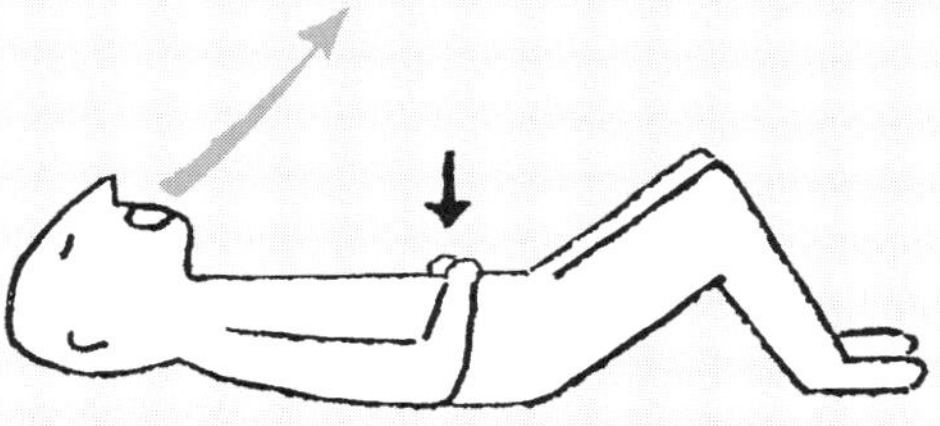

②ゆっくりと鼻から空気を吸ってお腹をふくらませる。

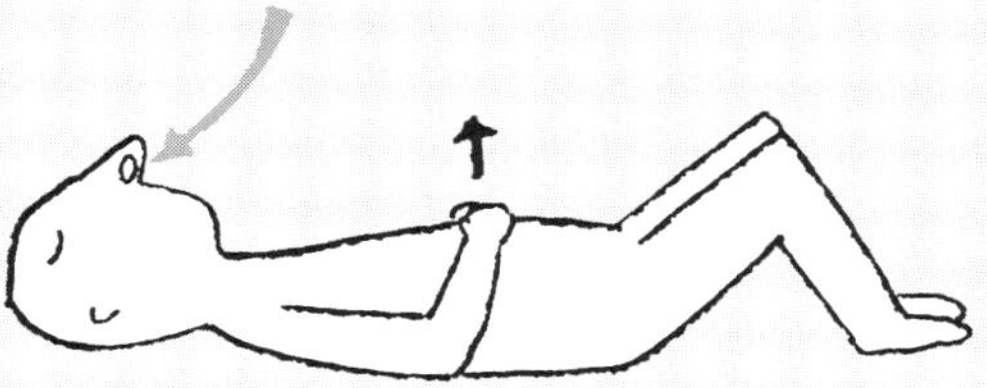

③空気がたまったら息を数秒間止める。

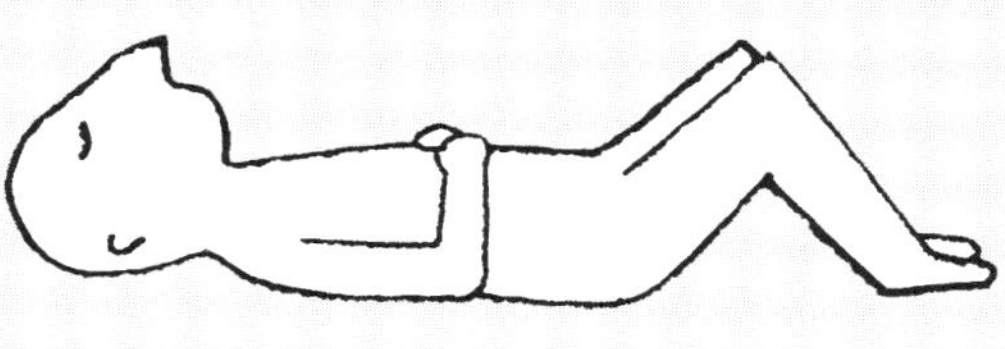

①〜③を繰り返す。

※始める際は必ず息を吐ききってから。

※「吐く」と「吸う」は同程度の時間をかけることが望ましいが、慣れるまでは無理をせず最初は、吐く2：吸う1程度から。

※立位でも、座位でもいいが、難しい場合は図のような横臥位になるとやりやすい。

自律神経の暴走を抑える

更年期障害は加齢によってホルモンバランスが変わることで、自律神経のバランスが崩れた状態です。したがって更年期のつらい症状も、呼吸をコントロールすることである程度軽減することができます。ホットフラッシュがおこったとき、あるいはイライラがつのったとき、ゆっくりと深い呼吸をしてみてください。頭痛なども深呼吸で軽減できますので、ぜひ試してみてください。

呼吸によって自律神経をコントロールすることで気がめぐってからだのバランスが整ってきます。逆に呼吸が滞ると気のめぐりも悪くなります。現代人は呼吸が浅くなっていると言われています。特に都会に暮らしていると排気ガスや悪臭、花粉やＰＭ２・５とあまり深呼吸をしたくない環境です。けれども体内に常に新鮮な空気を循環させるほうが大切です。

食養生では空気も重要な「食」の一部と考えます。まずは毎朝深呼吸をすることから始めてください。深呼吸ができるようになったら腹式呼吸も1日1回は意識的に行ないましょう。少しずつでも日々繰り返すことが大切なので、「布団に入ったら5回腹式呼吸をしてから眠る」など実行するタイミングを決めるといいかもしれません。回数も徐々に増やしていきましょう。いきなり高いハードルを設けると続きませんから、最初は簡単にできることを設定して毎日続けることを目標にしてください。

呼吸と運動

呼吸法は古来より武道とも密接に結びついてきました。それは呼吸が自律神経と関係しているため、緊張をほぐしたり、身体パフォーマンスを高めたりする効果があるからです。運動時はもちろん、準備運動や整理体操時の呼吸の影響もとても大きいと言えます。

適切な呼吸を伴う運動は気のめぐりを促し、からだの柔軟性にもつながります。また柔軟性を保ったからだの使い方がさらに気のめぐりを促し、からだにいい循環をもたらします。

気のめぐり、という視点でみてみると、

・「運動」＋「緊張した状態」↓気がとどこおる
・「運動」＋「不適切な呼吸」↓気がとどこおる
・「運動」＋「適切な呼吸」＋「柔軟性」↓気がめぐる
・「動かない」＋「適切な呼吸」↓気がめぐる
・「気をめぐらす行為」＋「適切な呼吸」↓気がめぐる

※気をめぐらす行為は、入浴やマッサージを受けることなども該当します。

このように、呼吸と運動は深く結びついています。健康のために運動する場合も、呼吸を意識できるかどうかで効果は大きくちがってきます。例えば柔軟体操やストレッチをする際に呼吸を止めてしまうと気がとどこおり、からだは硬くなります。より深い呼吸を心がけることで心身の緊張がほどけ、気のめぐりがよくなります。

毎日続けましょう

呼吸を意識して変えていけば、その積み重ねは大きなからだの変化につながっていきます。少しずつでも日々繰り返すことが大切なのです。「朝起きたらまず腹式呼吸をする」など、毎日の生活の中で実行するタイミングを決めるといいでしょう。食後に歯を磨くように習慣付けると楽に続けられます。

腹式呼吸は横隔膜という筋肉の運動です。慣れない人は筋肉疲労をおこし、筋肉痛になってしまうこともあります。休憩をはさみながら行ない、徐々に回数を増やしていくことがお勧めです。最初は1日5回くらい、ちょっと物足りないかな、と思うくらい簡単にできることから始めるのがポイントです。たくさん行なうことより、毎日続けることを目標にしてください。

しっかり横隔膜が動かせるようになると、腹直筋や腹横筋などのお腹周りの表面の筋自体はリラックスした状態で呼吸に伴い他動的に動くだけになります。そうなると毎日の呼吸もだんだん深くなってきます。

東洋に伝わるさまざまな呼吸法

横隔膜を活用した深い呼吸法には武道をはじめ多くの手法が存在します。ヨガや太極拳、気功、合気道など、東洋に伝統的に伝わる武道や健康法はすべて呼吸を重視しています。腹式呼吸ができるようになったら、これらの呼吸法を学んでみるのもいいかもしれません。日々の生活に取り入れやすい自分にあったものを選んで、毎日楽しく続けてください。

呼吸法の一例として菅野式呼吸法をご紹介します。これは、わたしの師匠でもある菅野賢一医学博士が難病患者の気のめぐりの根本改善のために考案した、「空気食」の手法です。

東洋医学では、人体には五臓六腑にそれぞれ関連する12対の経絡流注という気の流れが存在していると考えます（※注）。経絡の気のめぐりはからだ全体の気の流れに影響することになります。経絡流注は肺経から始まり、大腸経、胃経、脾経、心経、小腸経、膀胱経、腎経、心包経、三焦経、胆経、肝経と続き、また肺経へと戻ってきます。

※注●経絡には正経十二経絡の他に任脈、督脈などの奇経もある。

【今日から実践】

① 毎朝1回は深呼吸をする。
起きた時にするように習慣づけましょう。

② 腹式呼吸を1日1回は意識的に行なう。

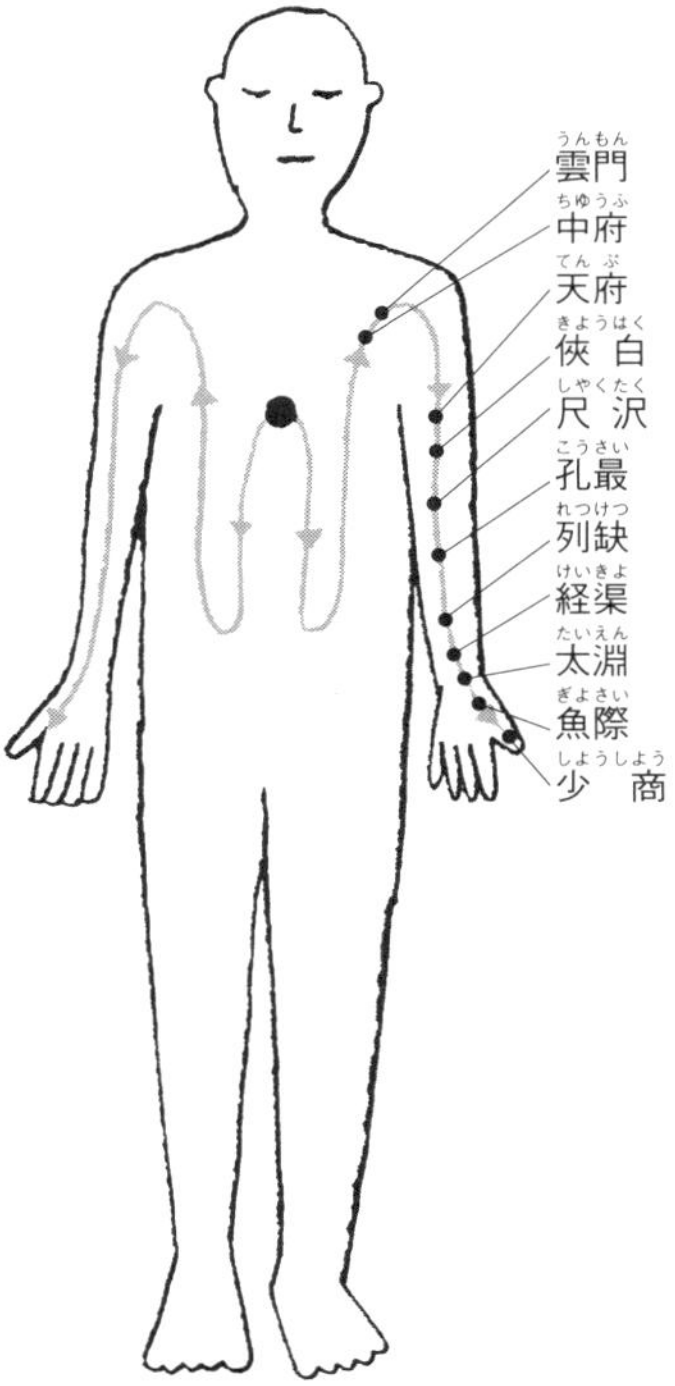

図８　経絡流注の例（肺経）

【菅野式呼吸法・手順】

①立って手のひらを前に向け、肩の力を抜き呼吸を整える（座位、横臥位でも可）。

②息を吐きながら経絡の流れに沿って意識を移動させていく。

③息を吸いながら同経絡上を同じ方向に意識を移動させていく。

※経絡上のツボを目安にしながら意識を移動させていく。最初は1経絡につき一呼吸ずつから練習をはじめる。肺経の流注に沿って吐いて、肺経の流注に沿って吸う。次に大腸経の流注に沿って吐いてと順に進んでいく。慣れてくると一呼吸で4経絡ずつ意識を移動させることもある。

できれは丹田（※注）を意識し、1日に30分以上行ないます。

③可能な限り換気をして新鮮な空気を吸う。

空気のきれいな土地に住むのが理想ですが、難しいでしょうから、こまめに換気をして空気を入れ替えましょう。

※注●丹田

丹田は気が集まるとされているところで、へその下3寸（約9センチ）にあるとされています。呼吸では丹田を意識することが大切で、日本の禅や武道などでも丹田は意識を集中し、身心一如の境地に至るための大切なポイントとされています。

第６章

太陽のリズム

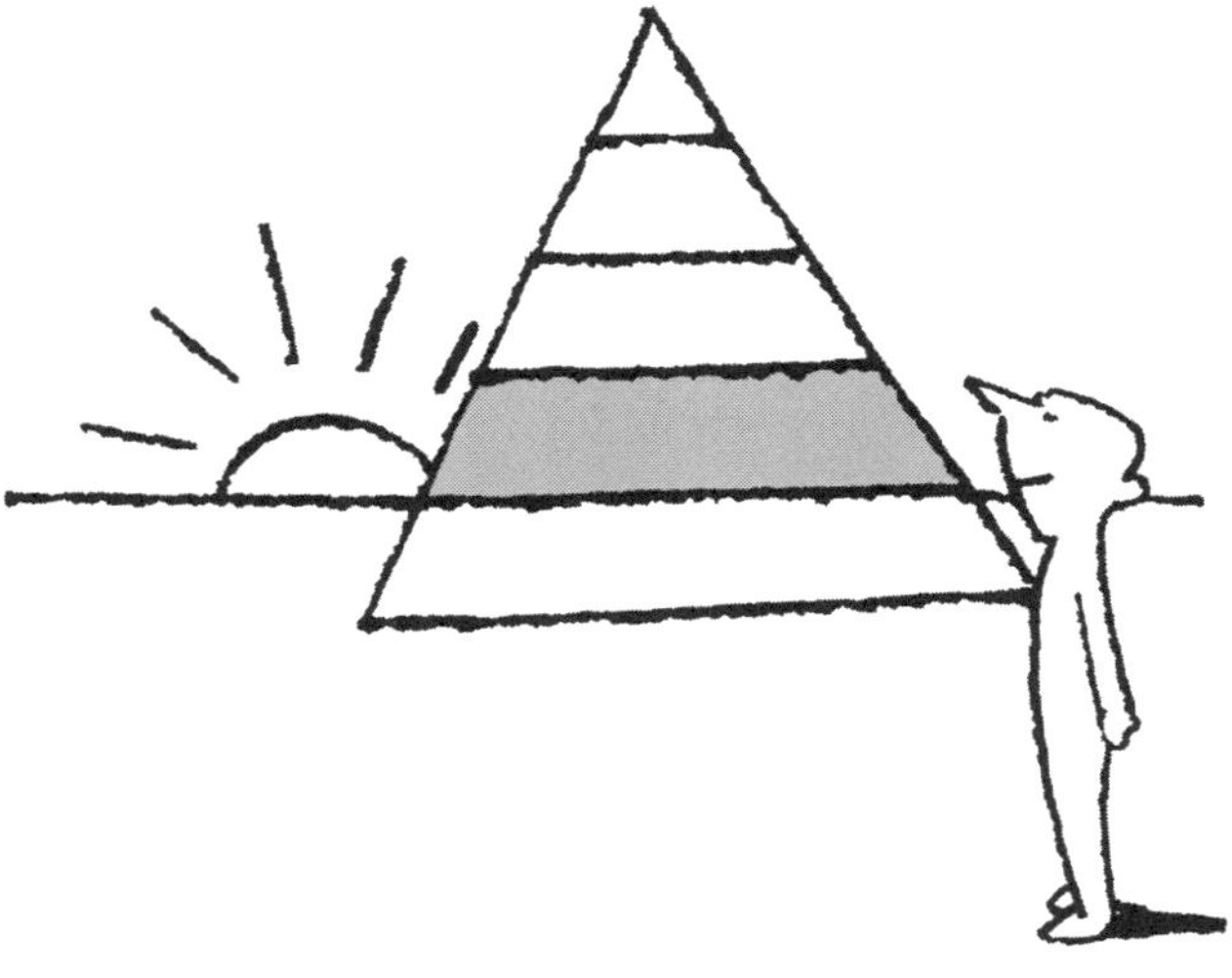

地球の自転周期とずれる体内時計

太陽のまったく当たらない部屋で時計を見ずに生活すると、人間は25時間周期で寝起きするようになるそうです。人間にも生体リズムがあることを発見したのはドイツの生理学者ユルゲン・アショフ教授で、これをからだの内的時計、つまり体内時計としました。地球の自転は24時間で1回転ですから、人間の体内時計は1時間ずれていることになります。

なぜ1時間ずれているのかについてはいろいろな説がありますが、まだ解明されていません。とにかく、人間は地球上に住んでいる限り、太陽の運行からなる一日24時間という周期と、からだに備わった25時間という体内時計のずれを、毎朝太陽を浴びることで調整しているのです。

睡眠をコントロールするメラトニン

太陽の光の刺激は脳の松果体に作用します。この松果体でつくられるメラトニンというホルモンが睡眠に大きく関与しています。メラトニンの血中濃度が高くなると眠くなり、夜中の３時頃にピークを迎えます。濃度は朝が近づくにつれてだんだん低下していき、太陽の光を浴びるとメラトニン濃度が一気に減少、昼頃には最低値となり、それから夜へ向けてまた徐々に上昇していくことが判明しています。

日の出とともに起きて朝日を浴び、日が沈めば眠りに就く、これが生物として正しい人間の姿です。しかし現代社会では深夜まで電気が明々とついていて、寝る時間も遅くなりがちです。寝る時間が遅くなれば当然朝起きられなくなり生活のリズムが崩れていきます。こうして体内時計のリズムが狂ってくると心身に大きな負担がかかってきます。

時間医学が専門の大塚邦明医師は、体内時計が調整できず生体リズムが乱れると、からだのさまざまな機能が正しく働かなくなり、生活習慣病や骨形成のリズムの異常、あるいは糖尿病やがんなど、いろいろな病気が発現することになると考えられている、と自著で述べています。一方、乱れた生活リズムを整え、規則正しい生活習慣を繰り返すようになると、やがて体内時計のリズムは正常化します。生体リズムの乱れから生じた肥満や高血圧、あるいは糖尿病や高コレステロール血症は、生活のリズムが改善することにより数週間の内に軽快するそうです。（参照：大塚邦明著『体内時計の謎に迫る』技術評論社）

二度寝はからだの負担を増す

ホルモン分泌だけでなく、人間の脳波、細胞の再生、その他の多くの生命活動には概日周期（概日リズム）が存在することがわかっています。概日周期とは、生体に備わっている概ね一日約24時間のリズムで、人間だけでなく動物、植物、菌類、藻類などほとんどの生物に存在しているものです。人間のからだは24時間周期で反復するリズムを覚える性質があるため、毎日決まった時間に決まったことを続けることでからだへの負担を軽減することができます。つまりからだはルーティンワークが好きなのです。

例えば東洋医学では、肝臓には寝ている間は使わない血液をおさめ、目覚めて活動し始めると再び全身に送り出す作用があると考えます。したがって二度寝をすると必然的に血液を出し入れする回数が増え、リズムも崩れてしまいます。これが肝機能に負担と混乱を招く原因となるのです。目覚ましのスヌーズ機能を使って5分おきに二度寝を繰り返すというのが、からだにとって最も負担が大きい習慣なのです。

また、東洋医学では目は肝臓の状態を表す器官であり肝臓の機能低下は視力の低下と関連性があると考えます。最近目が悪くなってきたな、と感じたら、二度寝で肝臓に負担をかけていないか、思い返してみてください。肝臓の負担というとお酒を思い浮かべる方も多いと思いますが、生活リズムの乱れのほうが、実は影響が大きいのです。

食事と排泄の時間帯

太陽が昇り、気温が上がる午前中はからだが発散モードになる時間帯です（29ページの図3参照）。発散モードの時は脂肪を燃焼してエネルギーをつくりだしたり、糖をエネルギーに変えたりして、代謝を行ないます。また、大小便をしたり、家事や運動などで発汗したりして、からだにたまった不要物を外に排泄します。

発散の時間帯である朝起き抜けに食事をすることが、からだにとっての大きな負担になるのはこのためです。第3章でも述べたように、食事は活動（発散モード）した後、昼前から夕方にかけてとり、睡眠の3時間前からは何も口にせず、消化吸収が終わった状態にして眠りにつくのが理想です。これは睡眠中に日中摂取したものが血肉へと転換されるので、その働きを最大限に発揮させるためです。もちろん、食事・排泄ともに概日周期に合わせて規則正しく行なうのが理想です。

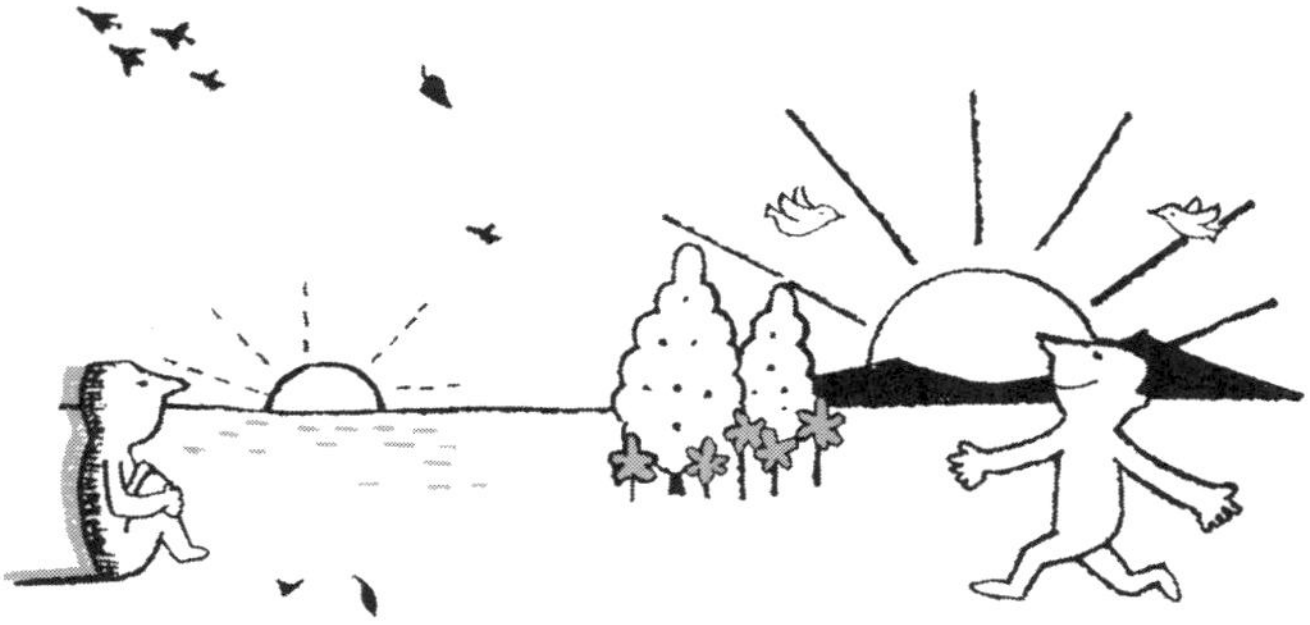

時間帯で変わる日差しの性質

人間は紫外線を浴びることで体内で生合成され、ビタミンＤが生成されます。ビタミンＤは骨の形成や筋肉、神経の活動に不可欠なカルシウムを体内に吸収するのに必要な物質です。植物が光合成しなければ生きられないように、人間も太陽の光なしでは生命を維持することが難しいのです。

最近はシミを気にしてなるべく太陽の光を浴びないように気をつけている女性も多いと思いますが、太陽の光が足りないことでシミよりも怖い体調不良がおこる危険性があります。原発事故後、外遊びができない乳幼児がビタミンＤ欠乏性くる病になる事例が報告されました。子どもの成長にはもちろん、大人にとっても日光は不可欠です。

同じ太陽の日差しでも朝日と夕日とでは大きく性質が異なります。春と秋を思い起こしてください。昇ってくる朝日は新芽が芽吹く生き生きとした春の性質を、沈んでゆく夕日は草や葉を枯らす感傷的な秋の性質を持っています。東洋医学では、人と太陽も気を交流していると考えるため、人間は時間帯によって変化する太陽の性質に応じた影響を受けます。朝日と夕日、春と秋、太陽の角度や気温が同じでも、それにより発生する自然界の現象は正反対なのです。

朝日を浴びていればからだのすみずみまで気血が充実します。反対に、午後の太陽はシミなどの原因となりやすいので、シミを気にする女性は朝日を浴びるようにして、午後は日差しを避けるようにしましょう。

太陽を食べる

太陽の光を浴びないと気がめぐらないのは植物も同様です。どれだけ有機肥料や無農薬にこだわった野菜でも、直射日光を浴びない屋内で育てられたら、その野菜本来の栄養やエネルギーを持っていないかもしれません。健康に気をつかうのであれば、できる限り太陽をいっぱいに浴びた露地栽培の野菜、天日干しの乾物や干物を選び、間接的に太陽のエネルギーを体内に取り込む、すなわち「太陽を食べる」ことを心がけたいものです。

健康を保つために必要なのは栄養素が得られるサプリメントでも最新鋭の医療技術でもなく、食物連鎖を含む大きな自然の仕組みを可能な限り生活に取り入れることです。空気や水がなければわたしたちは生きていけないのと同様に、太陽の光も生物には必要不可欠です。多くの人は普段あまり気にしていないかもしれませんが、生物としてのわたしたちの生活のリズムをつくってくれる太陽は他のどんなものよりも、重要かつ絶対的な要素であると言えます。

毎日の生活に太陽のリズムを取り入れる

太陽を基準にして生活し、生活のリズムを整えましょう。日の出とともに起きて朝日を浴び、日が沈む時間を過ぎたら活動をやめて眠りにつくのが理想です。

わたしは毎朝日の出とともに起床し、30分間朝日を浴びながら腹式呼吸をするなどの「太陽食」を行なっています。太陽食とは、体内の気をめぐらせる要因としての太陽に関するすべてを包括した造語です。太陽のリズムに合わせ毎日規則正しい生活をすることや、太陽を浴びて天の精（太陽からのエネルギー）をいただくことや、太陽を浴びて育った食材を食べることなどを総称しています。朝の太陽食は、朝日を浴びることで体内時計をリセットし、からだのリズムを整えるのです。

季節により日の出の時間が異なるので起床・睡眠の時間も季節によって変動します。

季節にシンクロする「概年リズム」は、動物の冬眠や毛の抜け替わり、繁殖、植物の開花や発芽、落葉など、約1年のリズムです。よく健康のためには「早寝早起き」と言いますが、概年リズムに従えば、春と夏は「遅寝早起き」、冬は「早寝遅起き」になります。

このように季節ごとの変動はありますが、だいたい毎日一定のリズムで生活することが大切です。しばらく続ければ起床、排泄、食事、睡眠などの時間はからだが覚えてくれるでしょう。そして、食事は太陽を浴びて育った露地ものをとるように心がけます。

平日は会社や学校があるので早起きするのに、休日は普段の睡眠不足を補おうと昼まで寝ている、という人も多いかもしれませんが、これは一番からだに負担をかける生活です。朝起きる時間はなるべく同じにし、睡眠不足は寝る時間を早くすることで調整しましょう。

理想的な一日の流れ

①起床＝朝日とともに起きる（二度寝は厳禁）。
②太陽食＝朝日を30分以上浴びる（さらに深呼吸を行なうとなおよい）。
③発散＝毎朝同じ時間に排便し、散歩や家事などの活動をする。
④朝餉＝毎日同じ時間に食事する。
⑤夕餉＝就寝の3時間前には食べ終える。
⑥就寝＝毎晩同じ時間に眠る。

【今日から実践】

①毎日朝日を浴びる。
②二度寝せずに毎朝同じ時間に起きる（リズム習得に3か月はかかるので、その間の睡眠不足は夜寝る時間で調整）。
③露地野菜や天日干しのものを食べる。

第７章

心の養生

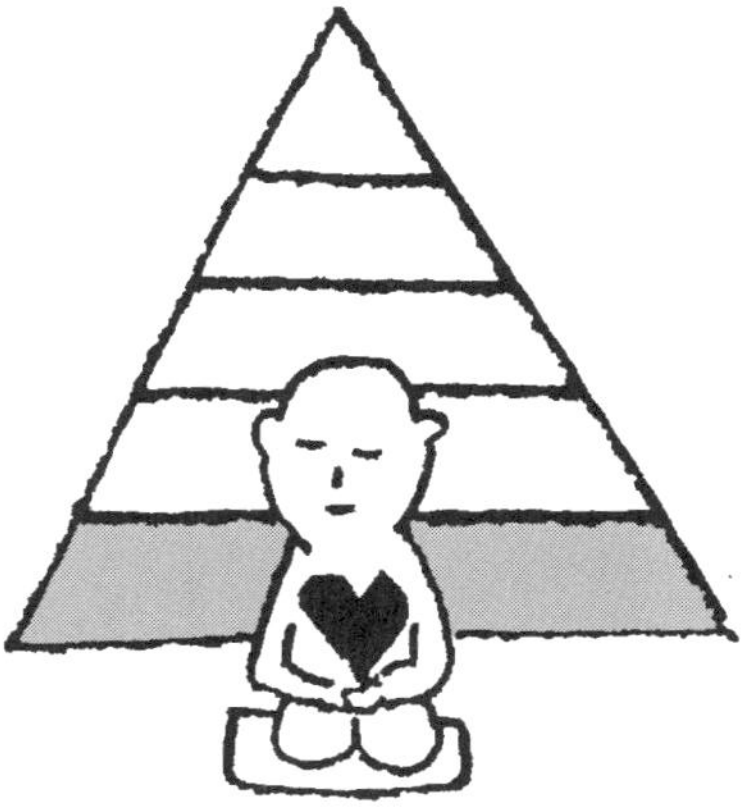

世界を形づくっているもの

地球を物理的な限界まで圧縮すると、どれくらいの大きさになると思いますか？　実はりんご1つ分くらいに圧縮できると言われています。物質はさまざまな分子が組み合わさってできており、分子は原子が組み合わさってできています。原子は1億分の1センチほどの大きさで、原子核とその周りを回る電子で構成されています。例えば、水はH_2Oすなわち2つの水素原子と1つの酸素原子からなり、各々の原子核の周りに電子が水素の場合は1個、酸素の場合は合計8個存在しています。原子核を仮に直径1ミリの点だとすると、その周囲を回転する電子は中心から100メートルも離れた位置の微小な点に過ぎません。

古典物理学では原子核と電子の間は真空だと考えられているので、1億分の1センチしかない原子もほとんど空間だけで、もし人間の肉体をぎゅっと縮めてその空間を抜いた大きさにしたらチョークの粉くらい。地球の場合でもりんご1つ分程度にしかならないと言われています。そうすると、世界のほとんどは非物質で成り立っているということになります。

わたしたちのからだを占めているものは？

現代科学は分析学としての側面があるため、細分化して研究するのが得意です。人体も器官、組織、細胞と細分化して研究が進んできました。さらに分解すると細胞の中には細胞内小器官があり、分子、原子にまでたどり着きます。その原子を陽子、中性子、中間子、電子という素粒子まで分解したのが現代科学であり、物質に関する研究は日進月歩でとどまることはないでしょう。

逆に言うと、ここまで小さな物質同士が複雑に影響しあっているのが人体だと言えます。そしてその人体を究極まで密度を濃くすればチョークの粉程度にしかならないわけです。つまり、私たちのからだのほとんどすべてが非物質である空間で構成されていると言えるのです。しかし、わたしたちのほとんどを占めるこの空間に関する研究が現代科学ではほとんど無視されています。

一方、宗教や東洋思想では非物質の存在が非常に重要視されてきました。これは宗教で言う「神」や「あの世」の存在であるとも言えるかもしれません。東洋思想の「気」や「経穴（ツボ）」も、現代科学でいう物質としては認識されない概念を多く含んでおり、また「心の動き」や「思い」なども病気の原因究明の中核として存在しています。すばらしい音楽を耳にして感動するセンスや、本能とは対立するはずの理性や道徳を美しいと思える気持ちなどと一緒で、からだの中で働いている現在確認されている物質の作用だけでは説明不可能な領域です。

病は気から

「病は気から」という言葉があります。例えば、大切な試験が終わったとたんに気が

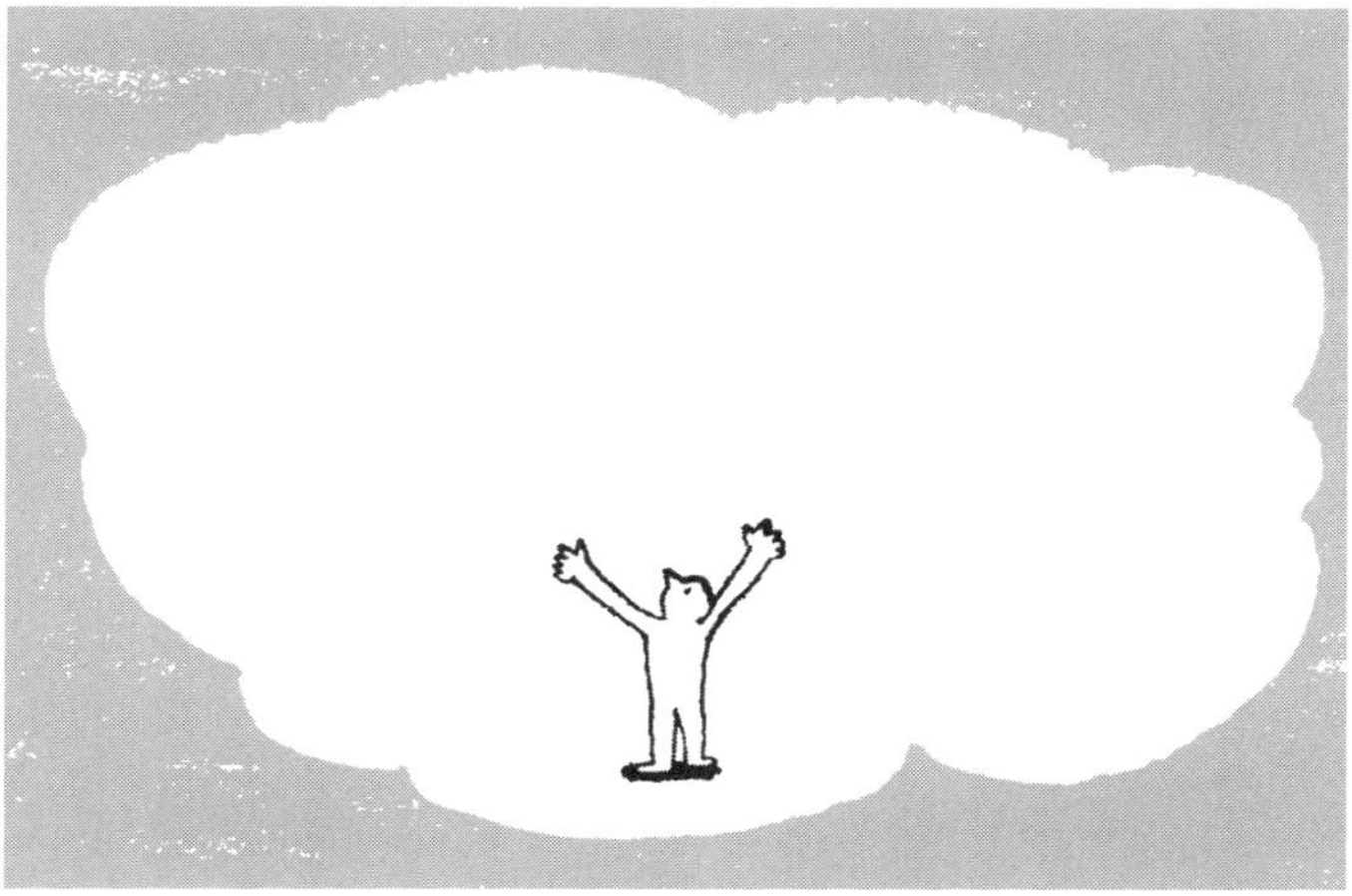

抜けて風邪をひいてしまったり、もう余命が長くないと宣告された老人が、孫ができたと聞いたとたんに元気になったりと、その言葉を実感している人も少なくないでしょう。薬品や手術などで病気を治療する現代医療の世界でも「本人の気持ち次第」で回復の程度やスピードが異なることは、臨床の現場では周知の事実です。

東洋医学の世界では「心」が健康に最も影響力のある要素であると考えます。科学的に証明しづらいだけについつい見落としがちですが、目に見えないからといって影響がないとは言えないのではないでしょうか。世界がほぼなにもない非物質で占められていることを考えると、心の影響力を再認識する必要があると思います。

東洋医学における人体の考え方

東洋医学では、人体のしくみを大きく3種類に分けています。

・気の類＝生体の活力として働くもの→『精』『気』『神』
・経絡類＝からだをめぐる気や血の運行路　→『経脈』『絡脈』『経穴』
・形の類＝からだの構造をなすもの→『臟腑』『五主・五華・五根』（252ページ参照）

「気の類」は世界の大部分を占める目に見えない空間であり、この中の「神」が我々の「心」に該当します。「神」はさらに5つに分類され、それぞれ五臓の心、肝、肺、脾、腎の中に収まっているとされます。これはあらゆる本能や精神、生理現象の根本に作用する生命の根源であり、東洋医学ではこれらの「神」の安定が健康につながり、そのための有効手段が感謝の心を持つことだとされています。

病になる3つの原因

「病気」という言葉はもともと「気」が「病」むという意味でした。この「気が病む」状態をつくりだす原因を東洋医学では内因、外因、不内外因の３つに分けています。

「内因」とは内から生じる病因のことで、過度の感情のことです。この感情には七情（怒・喜・思・悲・憂・驚・恐）と、五臓に結びつきがある五志（怒・喜・思・憂・恐）があります。これらの感情が強く、あるいは長く続くと、気血のめぐりに変調をきたし、心神不安や熱症状などさまざまな病状を引き起こします。

「外因」は気候の変化などの外部環境、「不内外因」は飲食、過労、性交、外傷など、その他のさまざまな原因を指します。つまり、病気になる最大の原因は感情と環境であり、飲食物はその他もろもろの要因のひとつ程度の位置付けに過ぎないとも言えます。

したがって、いくら食事に気をつけていても、心が不安定で感情に偏りがあれば病気になってしまうこともあるということです。食養生の本なのに、こんなことを書くとびっくりされるかもしれませんが、ファーストフードばかり食べていても、心が健康な人は意外と病気をしないものです。逆に、無農薬野菜にこだわる人や菜食主義に固執する人が、食事に神経を使いすぎるあまり病気になってしまう、という例もあります。

感謝の意識がからだのバランスを整える

東洋医学はすべてにおいてバランスを重要視します。五臓のバランスが整っているのが健康な状態であり、治療は弱っている部分を補い、強い部分を減らすことが主体です。感情を基準にすれば怒りは肝、喜びは心、思いは脾、悲しみ・憂いは肺、驚き・恐怖は腎というように七情それぞれが五臓に配当されていて、感情と臓器は相互に影響し合う関係にあります。そして、すべての臓器に影響する心の状態が「感謝」です。感謝は

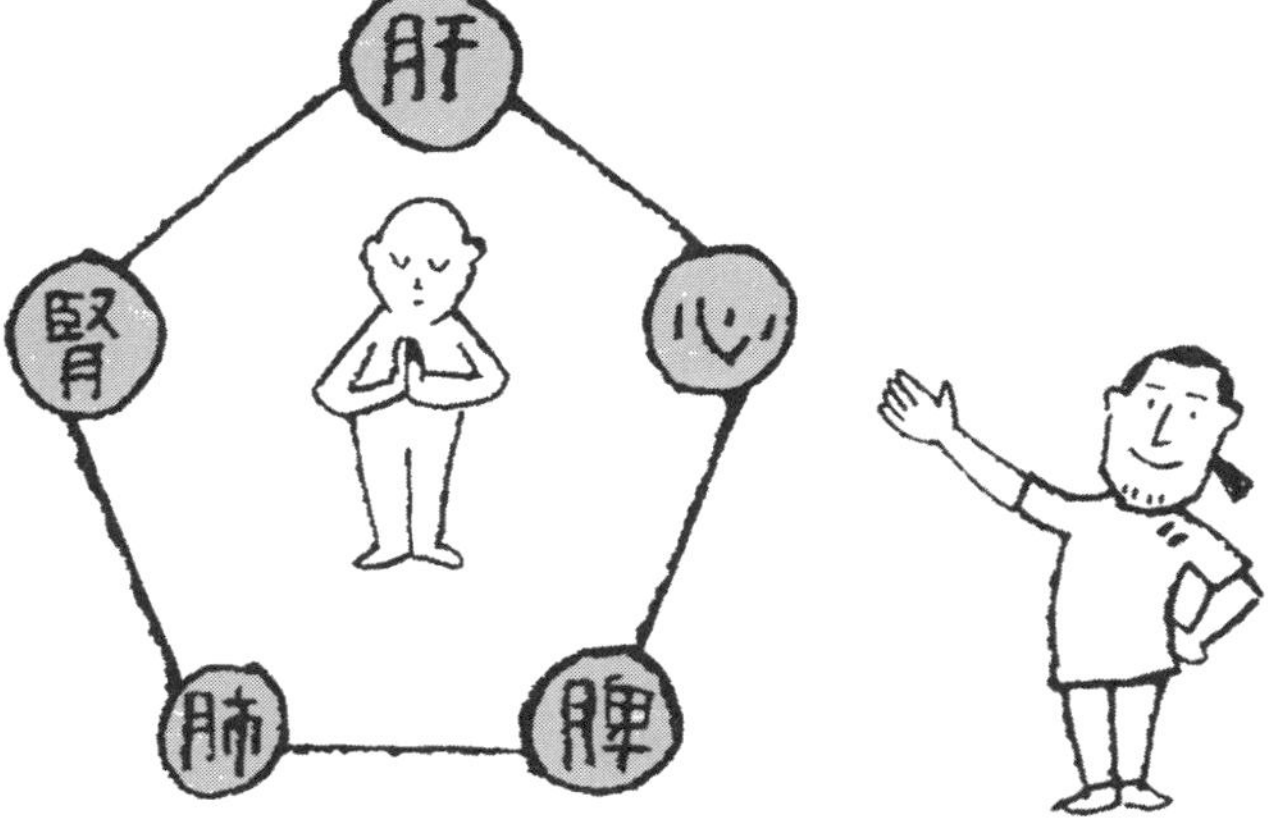

現状を受け入れることにつながり、心の安定をもたらし、全体の感情のバランスを整え、偏よって停滞した気を円滑にめぐらせる働きをしてくれます。

よく「ネガティブ思考はダメだ」と言われますが、ネガティブ思考とポジティブ思考もバランスの問題です。もちろんネガティブ過ぎてもダメですが、ポジティブ過ぎてもいろいろ問題が出てくるでしょう。一般的にはネガティブな感情によって健康を害している人が多いので、ポジティブに考えるだけで健康を取り戻すこともあります。

否定的な自分を否定しない

世の中の物事に良し悪しは一切なく、それが「良いこと」なのか、「悪いこと」なのかを決めているのは受け止める自分の「心」です。健康な人は「肯定」と「否定」のバランスがいいので、七情（怒、喜、思、憂、悲、恐、驚）のバランスもとれ、精神が安定しています。

肯定的な考え方に偏っている人は、本人はストレスも感じていないでしょうから、社会的に問題なければそのままでいいでしょう。もしあまりにもポジティブ過ぎることで社会生活上改善が必要な場合は、物事を肯定するよりただ事実を受け止める訓練をするようにします。

否定的な考え方に偏っている人の場合は、「否定的な受け止め方」を止めようとすること自体が「否定」になってしまうので気をつけます。物事を肯定的にとらえたり、いい部分を見いだしたりすることを追加する訓練をして「否定的な考え方」と「肯定的な考え方」のバランスをとるようにします。

人間はそもそもネガティブに考える生き物です。現代社会においては日々の生活に生命を脅かすような危険が潜んでいるということはあまりありませんが、太古の昔にポジティブなだけでは、あっという間に外敵に襲われたり、毒のあるものを食べたりして死んでしまったでしょう。今わたしたちがこうして命をつないでいるのは、はるか昔に先祖が慎重でネガティブな思考をもってあらゆる危険を疑う性質を持って生き抜いてくれたからです。否定的な考えも持っていなくては生命の危険にさらされてしまいますから、否定的な考えを否定するのではなく、まずは有効な対症療法として、同じ数の肯定的な考え方をプラスしてバランスをとっていくことから始めます。

一番身近な「自分自身」に感謝しほめる

心の養生にも順番があります。まず、自分のことをほめてみましょう。一番身近な

「自分自身」をほめ、自己肯定感を養うことから始めます。自己を否定した状態で他人をほめるのは難しいことです。

誰にも見られていないところだったら、自分を讃えることは簡単ですよね。まずは自分の生命が維持され、自分の意思を持って活動できていることを自らのからだに感謝します。この時、実際に声に出すと、その音は自分の耳にも届きますから、他人から感謝されるのに似た効果が得られます。

具体的には食後に自分のお腹に手を当て、消化してくれている胃や腸に「ありがとう」と言います。さらに日頃から前向きな意識で過ごせる素地を身につけるため、わたしたちのからだの血肉になってくれる食べ物、調理してくれた人、食材を流通してくれた人、食材を育ててくれた人など、自分以外の人や動物、自然に対しても、声を出して感謝します。さらに、自分の両親はもちろん、祖先に感謝することも忘れないようにしたいですね。

一週間毎日実践できたら、その後はもう一段階進んで、自分の行ないや、周囲の人々をほめることを習慣づけてみましょう。一番身近な自分自身を好きになり感謝できるようになって初めて、他人や食べ物などに感謝できるようになります。外からの刺激にたいして良し悪しの評価をして心を乱すより、ただ事実を受け止め、その反応として感謝の気持ちが湧き上がってくるのが理想です。現実には難しいことですが、もしそんな境地に達することができたら名刺の肩書に「長老」とか「仏陀」と書いてもいいかもしれませんね。

【今日から実践】

準備するもの＝日記帳もしくはノート、筆記用具、鏡、時計

①まず自分の好きな（愛すべき）ところを３つ書き出す（主観でよい）。また、その時間を計る。

１分以内に出てきた場合↓合格

１分以上10分未満↓心の養生が必要（自分を好きになるまで毎日続ける）

10分以上→食事療法の治療が必要

②鏡を見ながら今日の自分を3つ「ほめる」もしくは「感謝する」。

③①と②がすらすらできるようになったら家族の好きなところを毎日3つ書き出す（直接伝えるともっとよい）。

④心の養生の必要な人は、まずは自己否定から脱却し、自己肯定感を育む。

第8章

食べることは
命をいただくこと

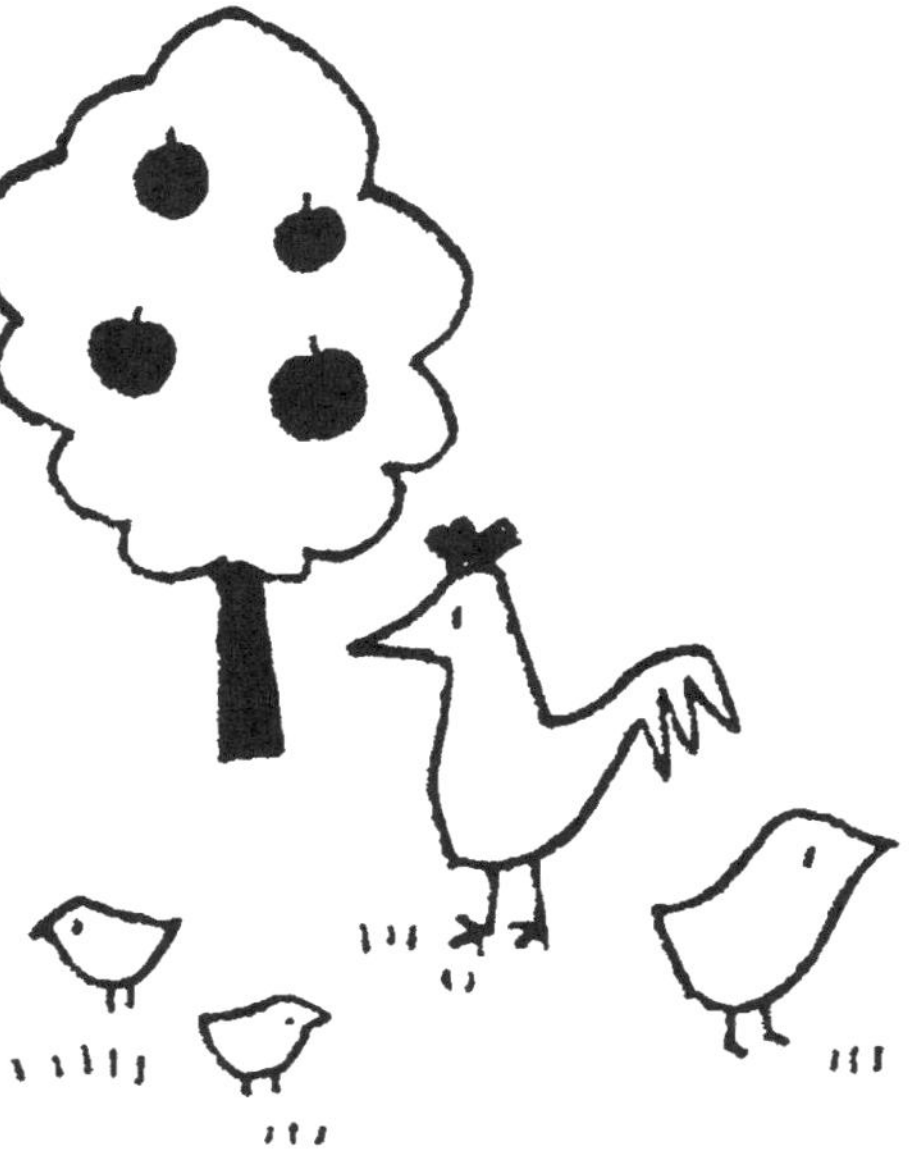

気をめぐらすための基本要素

さて、これまで食べ方や水の飲み方、呼吸の仕方、生活習慣、そして心の養生と、食養生の基本をお伝えしてきました。「で、結局何を食べればいいの？」と思っている方も多いかもしれません。健康なからだを保つということでいうと、何を食べるのかも大切ですが、それ以前に体内の環境がどのような状態であるかが大切な要因となります。

体内環境が健全に保てている状態とは「気がめぐっている状態」であると最初にお伝えしたとおり、食養生の目的は「気」をめぐらすことにあります。「気」をめぐらすために大切な要素はいろいろありますが、大切なものから順に「心」「太陽」「空気」「水」「食」なのです。つまり、何を食べればいいのかは、実は重要度からすると一番低いと言ってもいいでしょう。食養生ではこの順番が大切であり、何か新しい健康法を始めるときにはこの順番で確認します。

影響の大きい要素から順番に確認する

例えば、知人に青汁を勧められたとしましょう。まずはそれを飲むときの心境が一番気の流れに影響します。不味そうだな、とか、本当に効くのかな、と否定しながら、いやいや飲むのであれば効果は期待できません。次に、毎日朝の8時に飲むのと、毎日違う時間に飲むのとでは太陽食の観点から効果も変わってくるでしょう。また、原材料ケールの育成環境や製造方法はどうでしょうか。生の搾りたてか、一度乾燥させて粉末にしたものなのか、粉末を水で戻す場合はどんな水を使うのかも影響します。さらにこだわるなら、身土不二や一物全体食などの確認も必要です。

このように、青汁なら何でも効くということにはなりません。その人の心の状態や、青汁の加工方法によっても気のめぐり方は全く異なってきます。気をめぐらす5要素とその順番を常に頭に入れておき、何を優先基準にするべきかを意識しながら選択します。

食材を買うときの判断基準

食養生のための5つの項目のうち、ここまで「心」「太陽」「空気」「水」について確認してきました。では実際に「食」として食物を選ぶときは、どんなことに注意したらいいでしょうか。スーパーで食材を選ぶとき、何を基準にして選びますか？　家族や自分の健康を考え、炭水化物やたんぱく質、ビタミンなどがバランスよくとれるように栄養素を基準に選んでいるでしょうか？　栄養素に加えて、ダイエット中の人はカロリーを基準に、農薬や化学肥料の影響を気にする人は無農薬野菜や有機野菜かどうかを基準にするでしょう。最近では放射性物質の心配があるので、産地を気にする人も多いかもしれません。

食養生では栄養素やカロリー、無農薬かどうかといったことのすべてに優先する最も重要な判断基準は「命」があるかどうか、ということです。例えば、白米を水に浸したままにしておくと数日で腐り始めます。ところが、玄米を水に浸しておくと発芽します。

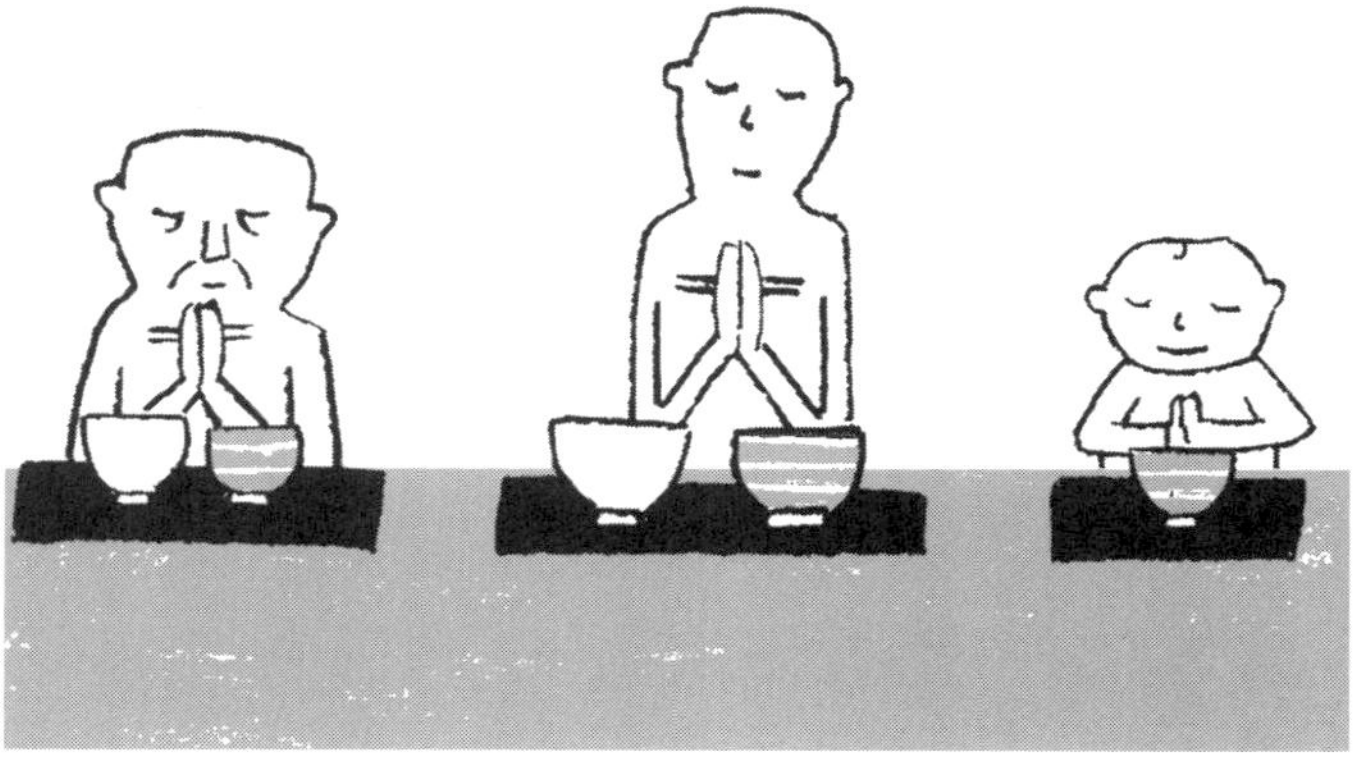

それはやがて稲に育ち翌年には何千という米を実らせます。命のある一粒の玄米には、わずか一世代で3千粒の子孫を生み出す可能性が秘められているのです。これが「命」です。

栄養素よりも大切な「命」

現代栄養学ではたんぱく質、炭水化物、脂質の3大栄養素に加え、ビタミン、ミネラル、さらに食物繊維などを、人間のからだになくてはならない栄養素としています。実は栄養学は現在も日々進歩している学問で、ミネラルのようなほんのわずかな量ではあるけれども人体に不可欠な栄養素があることが、今なお解明されつつあります。つまり現代栄養学はまだ完成されていない、発展途上の学問であることを示しています。これは、食品や添加物の法律が改正され続けてきた歴史を見てもよくわかります。つまり現代の栄養学で常識とされていることも、近い将来否定される可能性があるのです。

食養生ではそれぞれ個別の栄養素を見ることより、生命全体としてみることを優先します。もちろん栄養素も大切ですが、食べ物を選ぶときにはカロリーやビタミン、ミネラルという現代栄養学の観点よりも、もっと大切なのが「命」があるかどうかということです。

命をいただく「一物全体食」

ビタミン、ミネラルの含有量が多いので、現代栄養学の見地からも玄米は白米よりも優れた食材だと言えます。もちろん、玄米には及ばないとはいえ、白米にも栄養はあります。しかし、胚芽を取り去ってしまった白米には一番大切な次世代につながる「命」がなくなってしまっています。栄養だけでなく、「命」があるかどうか、という観点からも玄米を食べるほうが食養生的には大切だと考えます。

命の観点からみると、お米は精米しない玄米を、野菜は皮をむかずに根や葉まですべて食べることが大切です。煮物をするときにはあくをとらず、魚も頭から尾まで丸ごといただく。つまり、あまり手を加えず、より自然のままの状態でいただくことが命をいただくことだと言えます。これを「一物全体食《いちぶつぜんたいしょく》」と呼び、食養生の世界では基本的な考え方です。

無農薬かどうかよりも命を優先

わたしたちは他の生き物の命をいただくことで自分の命をつないでいます。つまり、その食材に「命」があるかどうかがいちばん大切なことです。したがって、食べ物を選ぶ時の優先順位は、第一に命があること（一物全体）、第二に国産であること（身土不二）、その次に無添加のものという順序で、より自然な状態のものを選ぶようにします。次に細かい栄養素や、自然栽培なのか、有機栽培なのかといったこだわりを加えられるとなお良いでしょう。でも決して無農薬であることが新鮮なものを丸ごといただくこと、つまり命のあるものをいただくことには優先しないのです。

穀物の選び方

日本人にとっても最も大切な食べ物であるお米。ごはんは命のある玄米を食べることが基本ですが、もし精米するのであれば精米したてを食べます。皮（糠）を削られた米は表面からどんどん酸化していくからです。

できれば天日干しのお米がいいですね。刈り取られた稲は子孫を残すためにすべてのエネルギーを稲穂に集めます。天日で時間をかけて干したお米はそれだけエネルギーが

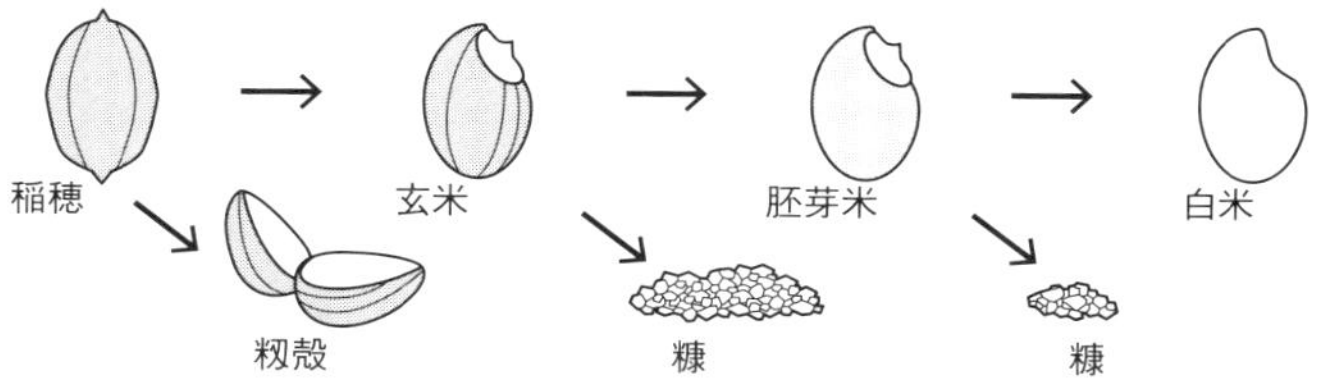

図９　精米の工程

凝縮されています。稲刈りと同時に脱穀して乾燥機で乾燥させたお米とは味もエネルギーも違います。

その他の穀物や豆類も全粒のままいただくことが好ましいです。食養生の観点からは、挽かれてから時間のたった小麦粉や、繊維を取り除いて液体になった豆乳よりも、丸ごとのままで調理したてのものの方がよりいいと考えます。

野菜・果物の選び方

食養生の観点からは、野菜はとれたての旬のものが最も好ましいと言えます。

野生の植物なら「命」があふれていますが、人工的に栽培している野菜は野生のものに比べるとやや「命」が弱くなっているものも多いです。とはいえ、現代社会で野生の植物だけをとって生活するのは現実的ではないので、妥協が必要です。野菜の場合は育成方法がより自然な方を選びます。つまり、より自然な環境で育った露地のもので、その植物が持つ力が最大限に高まっている旬のものを選ぶとよいでしょう。

果物は枝で熟成したものをもいですぐ食べることが理想です。同じ熟した果物でも、樹熟と、収穫後一定期間置くことで、甘さを増したり果肉をやわらかくしたりする追《つい》熟《じゅく》ではまったく違うものになります。

動物性食物の選び方

食養生の観点からは、地元の野生の動物や鳥がいいのですが、飼育されている動物を食べる場合は、食養生に適した環境で飼育されたかどうかで選びます。つまり、その動物が健康か否かで選ぶということになります。

動物も人間と同じで、ストレスを感じない、ゆとりのあるスペースでのびのびと育てられているか、太陽をしっかり浴びて、新鮮で衛生的な空気を吸える環境で、おいしい水を飲み、その種に適した飼料が選ばれているかが、健康のためには重要な条件です。

健康的な動物はしっかりと気がめぐっているので、恒常性が働いてぶくぶく太ることはありません。本来健康な肉には適度に脂身がついて肉質は弾力があります。しかし、現代人が好む霜降り肉ややわらかい若鶏は、食養生の観点からみると「気」がとどこおった不健康な状態とも言えます。家畜に食養生をさせると商品のボリュームダウンにつながりますし、家畜が健康かどうかは価格の評価には反映させづらいので、病気と診断されない程度に不健康な家畜が高い市場評価を得るという皮肉な現状があります。

健康ではない家畜たちは、病気にならないように常に抗生物質などを与えられています。食養生とは真逆の不健康な環境で抗生物質に頼って飼育されている家畜がいるということも注意して肉を選びましょう。

また、種として人間から遠いものを食べるほうがより自然です。哺乳類よりも鳥類、鳥類よりも魚類といったように、種としてより遠いものを選びます。これは、自分に近い種のほうが適しているのであれば、親や兄弟を食べることになり、もちろんそんなことをしていったら人間という種は滅びてしまいますから、種の繁栄に反し不自然なことです。このように、迷ったらより自然な方を選ぶようにすれば間違いはありません。

命と酵素

より自然な状態で変化するものを選び、一物全体食を心がけることが命をいただくことの大原則ですが、その食物に命があるかどうかを推し量るもう一つの基準として、酵素の存在も注目したいです。例えば、収穫したての新鮮な野菜の中には酵素が存在していいます。しかし、収穫したてでなくても、酵素をたくさん含んでいる食物があります。それは発酵食品です。

日本だと日本酒、味噌や醤油、糠漬け、納豆、鰹節などが代表的な発酵食品です。

ヨーロッパにはチーズ、ワイン、ビール、アンチョビ、ピクルスなどがあります。人間は住んでいる環境に適した発酵食品として、新鮮な野菜が手に入らない季節でも上手に酵素を取り入れてきました。

酵素の特徴は熱に弱いことです。60度で30分間熱すると大半の酵素は死滅してしまいます。味噌汁の味噌を火を止めてから入れるのは、風味を残すためですが命を食す食養生としても大切です。

【今日から実践】

①新鮮なものを新鮮なまま食べる。
食材を選ぶ際は鮮度を最優先。

②「一物全体食」を心がける。
野菜は皮をむかずに調理する。肉・魚は丸ごと食べられる小魚などを中心に食べる。

③調理の際は加熱し過ぎない。

酵素は熱に弱いので、加熱しすぎないように注意する。

④発酵食品を1日1回は食べる。

味噌、醤油、納豆、糠漬けなど伝統的な発酵食品をとるよう心がける。

【コラム】

遺伝子組換え作物

遺伝子組換え技術は種苗メーカーや生産の効率化には大変有益です。しかし人体への影響に関しては、現状では安全性が証明されていません。2013年に世界で栽培された1億7千530万ヘクタールの遺伝子組換え作物の57％が除草剤耐性で、16％が害虫抵抗性でした。また残りの27％はスタック（害虫抵抗性と除草剤耐性を併せ持つ）でその他は1％未満でした（ISAAA国際アグリバイオ事業団の報告参照）。

84％は除草剤を使うための遺伝子組換えであり、遺伝子組換え作物には強力な農薬（除草剤）がしっかりと使われているということです。遺伝子組換えの問題はその作物の性質だけの問題ではなく、除草剤の残留問題もあり、また、生態系への影響も懸念されています。

食養生の観点からも不自然なものはなるべく避けるべきです。これまでも、その時代の最先端科学を利用したものが、後々危険性が証明され使用禁止になった例が多数存在します。歴史的に突然変異を利用した品種改良は繰り返されてきましたが、目的も手法も根本的に異なる遺伝子組換え作物はゼロリスクの観点からも避けたいところです。

わたしたち消費者にできることは、そのような、人体にとっても生態系にとっても安全性が確認できないものを買わない、という選択肢しかありません。しかし、加工品に使われている場合は消費者には情報が届かないという問題もあります。

第9章

調味料の選び方

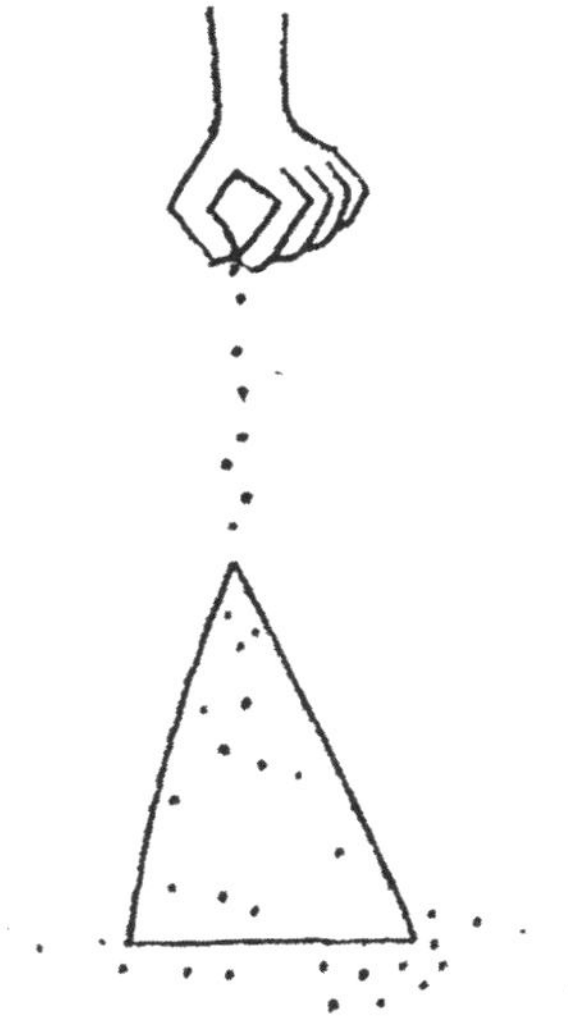

「一物全体食」と精製

前章で述べたように、「命」を補給する「一物全体食」は自然界にあるそのままの状態のものを食べるということです。人参は皮をむかずに食べる、魚は丸ごと食べるなど、野菜や肉・魚に関してはある程度イメージしやすいだろうと思います。では、「一物全体食」の対極にあるものは何でしょうか？

答えは「精製」です。例えば、精製された砂糖は消化吸収が良すぎて血糖値の急上昇を招きます。不自然な急上昇に面食らったからだは、血糖値を下げるためにインシュリンを大量に出しすぎてしまいます。その結果、今度は逆に血糖値が下がりすぎてしまい、低血糖症が起きます。こんな状態が続くとインシュリンを生成している膵臓がオーバーワークで疲れて機能が低下し、やがて糖尿病を引き起こしてしまいます。世界の糖尿病人口（20～79才）が2億8千7００万人、日本では７２１万人にも上る（２０１４年、国際糖尿病連合発表）となった背景には白砂糖をはじめ精製食品が広く浸透したことが大きな要因となっているのではないでしょうか。

このように、精製されたものは人間の本来の消化吸収のスピードを無視した状態を引き起こす不自然な存在なのです。砂糖などの精製や精白したものだけでなく、野菜や果物でも繊維を取り除きジュース化すると、口当たりもよく、消化にもいいですが、毎日続けているとからだに本来備わっている機能がさびついていってしまいます。せっかく備わっている機能はちゃんと使ってあげることが大切です。

命のある調味料

「一物全体食」を考えるときに、米や麦、野菜はもちろんですが、忘れてはならないのが調味料です。「一物全体食」の観点で選ぶと、同じ砂糖や塩と名のついた商品でも、その中身は全く別の物であることがわかります。

人間にとって不可欠な糖は、日本人の場合、米から摂取するのが理想です。調味料として甘味が必要な場合はみりんや米飴《こめあめ》を使うといいでしょう。

ただ、米飴は今では手に入りにくいので、砂糖を使う場合はできるだけ精製や加工がされていない自然なものを選んでください。精製される過程で原材料に含まれているミネラルが取り除かれてしまい「一物全体食」から離れてしまうからです。

また、白砂糖には潜在性（食べてすぐに変化が起きないがじわじわと蝕んでいく）、習慣性、増量性の三大特徴があり、精製度が高いほど依存性が高まります。依存性が高くなるのは、精製度が高い食品は、本来なら一緒に摂取されるはずのミネラルなど他の栄養素がとれないため、からだがいつまでたっても満足感を覚えず、もっともっとと要求し続けるからです。未精製のものはミネラルの割合が高く、少量でも満足感を得ることができます。さらに白砂糖はからだの中からカルシウムやビタミンB_1を奪っていくことがわかっています。

食養生では本来、米や黒糖など甘い食物の多くは、からだを中庸に保ってくれる大切な要素です。しかし精製された白砂糖はからだを陰性に傾ける作用が強く、本来とは別のものになっているため、とり方に注意が必要な「薬」になってしまいます。からだが陰性に傾くと細胞や血管がゆるみ、免疫力の低下やアレルギー、冷えなどさまざまな不調和を引き起こします。どうしても甘いものが食べたい場合や、やむを得ずとる場合は血糖値の観点からは空腹時より食後がよく、黒糖や米飴などの未精製の糖を選びましょう。

【コラム】
白砂糖の三大特徴

白砂糖のとり過ぎは骨折や虫歯、肌荒れ、生活習慣病（特に糖尿病）、イライラ、便秘、肥満などのほか、免疫力の低下やアレルギー、傷が治りにくいなど、さまざまな症状を引き起こすとされています。

ただ、わかっていても止められないのは、潜在性（白砂糖を食べていてもすぐにからだに変化が起きず、ゆっくりとからだを蝕んでいくので病気の進行に気づかない）、習慣性（白砂糖を使った食品を食べると、次から次に甘い物が欲しくなり止められなくなる）、増量性（どんどん甘味の濃い物が欲しくなる）の三大特徴のためです。

・カルシウム不足が原因の病気の症状
折れやすい骨、治らない虫歯、骨粗鬆症、高血圧症、ストレスから来る精神異常、妊娠異常。

・ビタミンB_1不足が原因の病気の症状
だるい、疲れやすい、記憶が衰弱、反射神経の鈍化、頭痛、便秘、不眠、吐き気、肩こり。

・低血糖になると

脳は正常に判断できなくなりイライラ・神経過敏・めまいが起こる。腸の働きが悪くなる。腸にガスが溜まりやすく下痢・便秘になる。血糖値を上げようとして攻撃ホルモンとも言われるアドレナリンが出て、暴力や非社会的行動などの誘因となる。

（※白砂糖を大量にとり過ぎた場合血糖値を下げようとしてインシュリンが過剰に分泌されると血糖値は下がりすぎ低血糖に陥る）

塩は海水を選べ

現在市場に出回っている塩は製法により大きく分けると「自然海塩」「岩塩」「イオン塩」「再生塩」の４種類があります。自然海塩は１００％海水を原料に、一切の添加物や加工助剤を加えずに、天日や火力などを使い海水中の塩類を結晶化させたものです。岩塩は、地殻変動で海水が陸に閉じ込められ、長い年月をかけて結晶したもので、いわば数億〜数千年前の〝海の化石〟です。イオン塩とは、イオン交換膜法によって「採かん」と真空式蒸発缶による「せんごう」を組み合わせた現在の製塩法によってつくられた精製塩です。日本人が長年培ってきた製法であり、塩づくりに対する英知を結集させた究極の進化形です。再生塩は天日塩を溶かして再度結晶化させる「天日塩再製せんごう塩」や、岩塩層に水を入れて塩水をとってから煮詰める「溶解採鉱せんごう塩」などを原材料にしてつくられたものです。

海水は96・5％の水と3・5％のミネラルからなっています。海水中のミネラルは100種類以上あり、一番多いのが塩化ナトリウムで78・9％を占めます。製法により商品中のミネラルのバランスはさまざまです。食養生の観点からは、通常にがりとして抜いてしまうミネラルが自然界の海水のミネラルバランスに近い状態で多く残っている塩ほどいいので、食用には自然海塩が最も適しています。

ミネラルの重要性

ミネラルは足りなくてもだめですが、アンバランスにとりすぎてもからだの不調を引き起こします。人間にとって最適なミネラルバランスは海水と同じだと言われています。人間の血液や細胞外液に含まれるミネラルの内容と構成比は海水と酷似しているのです。海水をそのまま結晶化させた自然海塩はそれだけで必要なミネラルをバランスよく摂取することができます。人間が生きていくうえで不可欠な塩。毎日とる塩を自然海塩に替えるだけでからだに必要なミネラルバランスが整います。

菜食を始める方は特に自然海塩を選びしっかりととる必要があります。人間に必要なミネラルは同じ哺乳類の肉から摂取することができますが、肉を食べなくなるとミネラルが足りなくなってしまうからです。ベジタリアンの中にはたまに顔色の悪い方を見受けますが、そういう方はミネラルバランスが悪くなっている場合もあります。

調味料は塩にこだわる

しかし、料理に使用する塩はわたしたちが一日に摂取する塩の10％にすぎません。塩のほとんどは味噌や醬油などの調味料、または加工食品の原材料として摂取しています。したがって、料理用の塩だけでなく、調味料の塩や加工食品の塩についてもこだわる必要があります。最近は「天日塩使用」などと表記された商品も見られるようになりました。摂取するすべての塩を自然海塩に替えるというのは現実的には難しいですが、なるべく自然海塩を使った調味料を選ぶようにしたいものです。

なお、自然海塩以外の塩は用途によって使い分けるといいでしょう。岩塩は長い年月をかけて結晶化するため、切り出した層によってミネラルバランスが異なってくるので注意が必要です。例えば鉄分の含有量が多い岩塩はピンク色をしています。含有ミネラルのバランスによって味も変わってきますので、味の違いを楽しんだり、料理によって使い分けたりするのはいいでしょう。

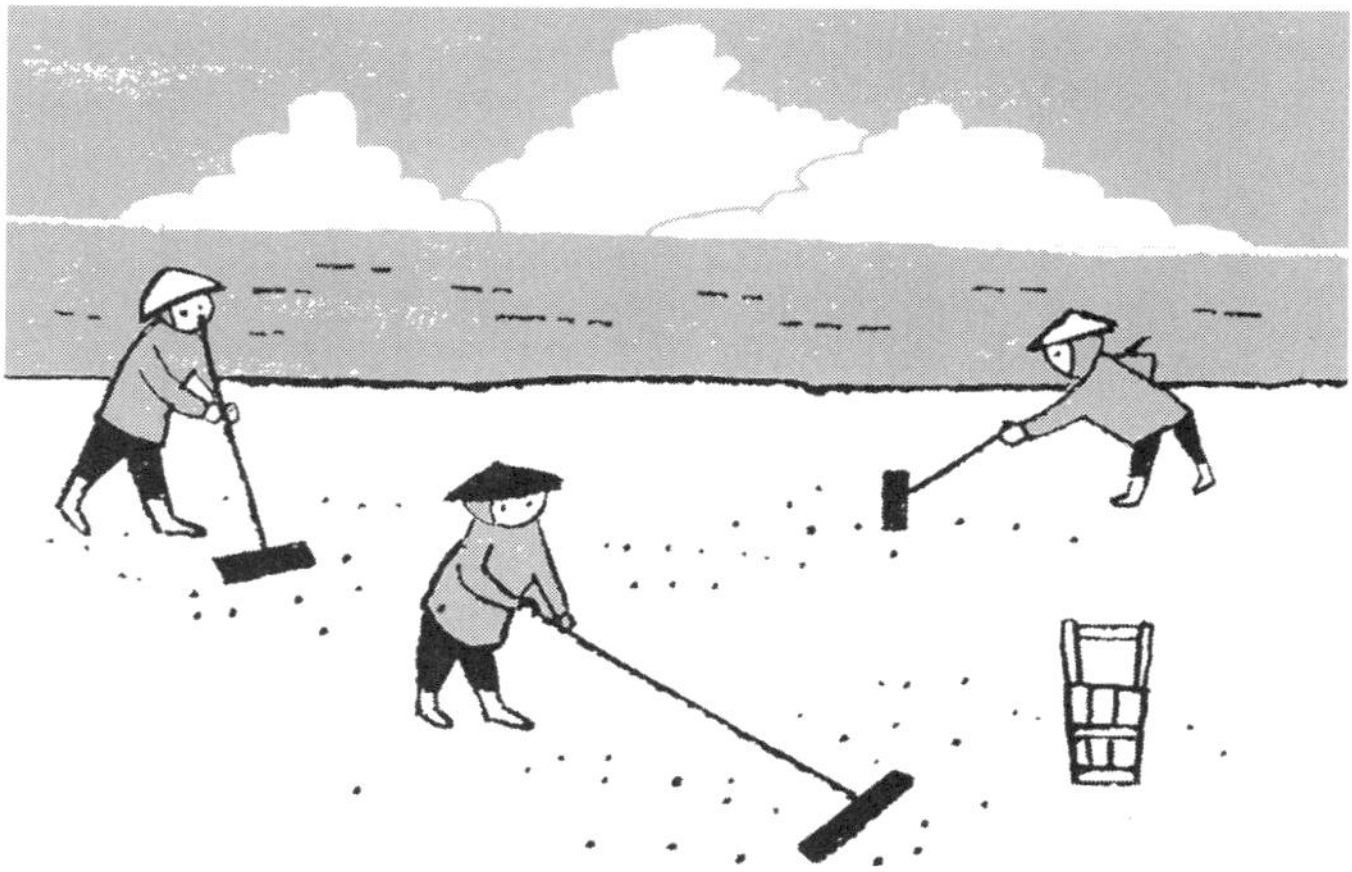

再生塩は安く手に入りますが、ミネラルバランスが崩れている場合があります。イオン塩はもともと工業用につくられた塩化ナトリウムのみの塩です。きわめて精製度が高いので食用には向きません。塩化ナトリウムの含有率が低いほど他のミネラル（にがり）成分が含まれている証拠です。塩を選ぶ時には製品の裏に表示されている構成表を参考にしてください。無添加でにがりが残り、しっとりしているもの、塩化ナトリウムの割合が低いものを選ぶようにしましょう。

味噌・醤油

手前味噌という言葉があるように、味噌は、以前は各家庭でつくっていたものです。住宅事情が変わり家庭で味噌づくりをすることは難しくなりましたが、発酵食品である味噌は、家でつくって熟成させたものであれば、生きた麹菌や酵素をそのままいただくことができるので、命をいただくという観点からも理想的です。市販のものは酒精やアルコールを添加して麹菌の働きを止めているものもあります。

味噌は15～20％近くを塩が占めていますから、先ほど述べたように、使われている塩がどのような塩なのかが最も重要です。自分で味噌をつくる場合は、塩にこそこだわってください。

次に、使われている大豆や米等の原材料が国産であること、また調味料（アミノ酸など）や保存料（ソルビン酸）などの添加物がないこと、さらには伝統的な製法でつくられているとなおいいでしょう。

どのような塩を使用しているかについては、原材料の表示項目には「食塩」としか表示されていませんが、自然海塩などのこだわりの塩を使用している場合は必ずパッケージの目立つところに表示されているはずです。

醤油も味噌同様発酵食品であり、生きた酵素を摂取するためには加熱やろ過などしていない生のものであればさらにいいでしょう。また大豆や麦が国産のものであることも大切ですが、大豆を丸ごと使用している「丸大豆」に対して「脱脂加工大豆（搾油後の豆）」があるので注意が必要です。一物全体食の観点からも「国産丸大豆１００％」を選ぶといいでしょう。醤油も味噌同様、伝統的な製法でつくられているものであればおいいです。

一般の醤油では塩は16％以上を占めています。これも味噌と同じで、よい塩を使用している商品は必ず目立つところに表示しているはずですので、こだわりの塩を使用している商品を選ぶようにしたいですね。ただし、一物全体食の観点からは、しぼる前のもろみをいただくのが理想です。そもそも醤油はぜいたくな楽しみ用の調味料ということです。

酒・みりん・酢

日本酒は原材料が米、米麹のみのものを選びます。理想は玄米でつくった無ろ過の〝どぶろく〟です。玄米どぶろくは一物全体食で命がある食材。まさに「百薬の長」となります。

みりんは、「本みりん」に対して「みりん風調味料」があります。本みりんはアルコール度数が14％前後あり1997年に酒税法が改正されるまでは販売許可がないと売ることができませんでした。そこで戦後に登場したのが酒税のかからないアルコール度数1％未満のみりん風調味料です。生産コストも低く、酒税もかからないため価格は安いのですが、本みりんとは似て非なるものです。

本みりんも原料や製造方法はさまざまです。みりんは基本的には日本酒の仲間ですが、うるち米でつくる日本酒に対して、みりんはもち米が原材料であることと米焼酎を加える点が異なります。日本酒同様、米の質や精米歩合、水、さらには職人の腕と麹を醸すための長い時間が出来栄えを左右します。

食養生の観点からは精米歩合と時間を重要視します。精米歩合は高く（削りが少なく）、もち米、米麹、本格焼酎のみで仕込み、麹の力で3か月程度の長い時間をかけて、ゆっくり糖化させ、さらにじっくりと熟成させたものを選びます。本みりんの中にも醸造アルコールを用いて、さらに糖類を添加した新式の即席みりんもあります。

酢にはその原材料から「穀物酢」と「果実酢」があります。酢はまず原材料からお酒をつくりそれを酢酸菌で発酵させます。つまり酢を選ぶということは、お酒を選ぶことにもなるのです。

食養生では米黒酢のように原材料に精製していない玄米を使用しているものが好ましいと言えます。また醸造アルコールを用いて糖類を添加した新式のものより、じっくり時間をかけてお酒づくりからこだわっている酢を選びたいですね。

梅酢は酢酸発酵ではないので厳密には酢ではありませんが、いい塩が使われているものならお薦めの調味料のひとつです。

その他の調味料を選ぶ際も、命がある（変化する）、一物全体（精製していない）、身土不二（国産）、無添加、この4つのポイントを確認してください。

【今日から実践】

① 調理用の塩は自然海塩に替える。
② 塩にこだわった調味料を選ぶ。
③ 外食はできるだけ塩などの調味料にこだわった店を選ぶ。

【コラム】

陰陽の考え方

東洋学的には「中庸」が好ましく、だれしもが陰と陽の性質を併せ持っている。陰陽それぞれに良し悪しはなく相対的な概念であり例外もある。先ずは「性質」を理解して活用すると有効である。

陰陽比較表

陰		陽
地／静／暗／水／寒	**対立と制約**	天／動／明／火／熱
遠心的・拡散的であること／上昇性	**性質**	求心的・凝縮的／下降性
冷やす／緩める／血管や腸管を緩める	**からだへの影響**	温める／締める／血管や腸管を締める
基礎代謝が低い／低体温／色白／太りやすい（ふわっとやわらかい）／水太り／冷え性／低血圧／下痢しやすい／便秘（腸の働きが弱い）／温かい食事を好む／動作は緩慢／消極的／ぐちをこぼす／声は低く弱々しい／心配性／貧血／胃潰瘍／アレルギー／鬱病／精神病／虫歯／風邪／肺炎	**体質と病気の傾向**	基礎代謝がやや高い／発汗が多い／高血圧／痩せ／筋肉質／活発／声は高くよく響く／どなり声を出す／便秘がち／冷たいものを好む／食欲旺盛／短気／攻撃的／自信過剰／疑い深く批判的／からだは弾力がなく硬い／脳卒中／心筋梗塞／脂肪肝／糖尿病／

食物の特徴

陰		陽
暑い／暖かい土地や季節／気候にとれる	**環境**	寒い／涼しい土地や季節／気候にとれる
地上に育つ／背丈が高い	**上昇性／下降性**	地中に育つ／地上だと背丈が低い
はやく育つ／放射状に広がる	**拡散的／凝縮的**	ゆっくりと育つ／地球の中心に向かって育つ
紫＞藍＞青＞緑	**色（緑・黄は中庸）**	黄＜橙＜赤
大きい	**大きさ**	小さい
カリウムの多いもの	**成分**	ナトリウムの多いもの
やわらかい	**かたさ**	かたい／中身が詰まっている
多い	**水分**	少ない
えぐい／辛い／酸っぱい	**味（甘味は中庸）**	渋い／苦い／しおからい
砂糖／化学調味料／酢／みりん	**調味料**	塩／味噌／醤油

〔『鍼灸学』（東洋学術出版）／日本ＣＩ協会発行の書籍及び資料参照〕

第10章

現代の食養生

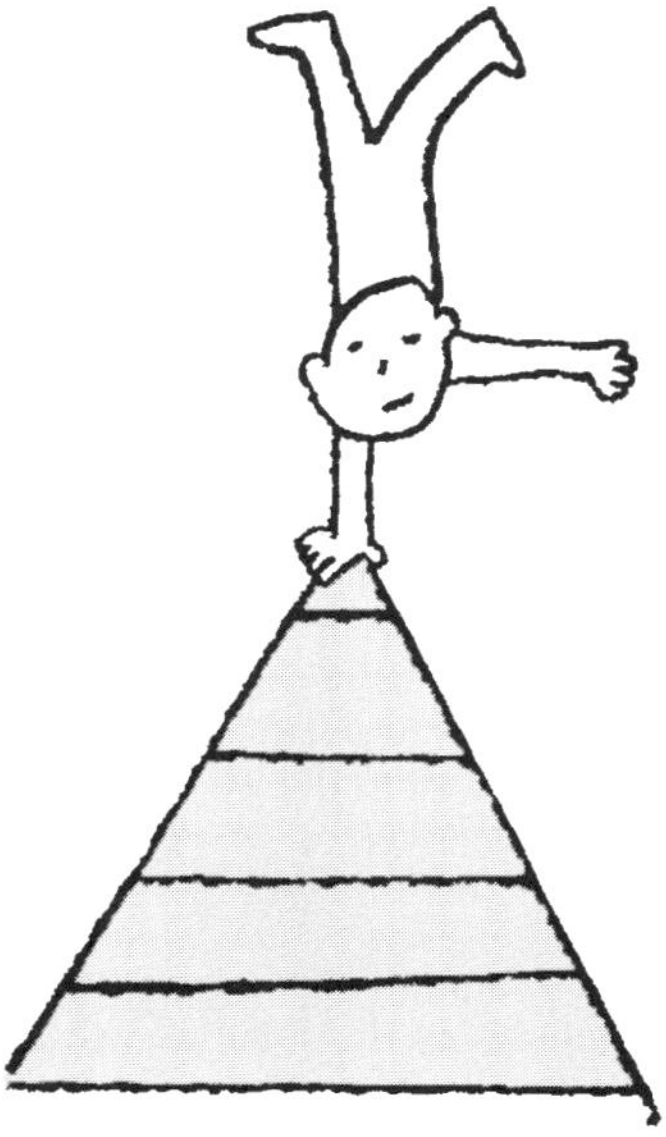

選ぶ力が求められる時代

今、世の中には健康情報があふれています。メディアでは日々目新しい情報が伝えられるのでついつい飛びついてしまいますが、わたしたちの一日は24時間しかありませんから、そのすべてを実行することはできません。

大切なのはその情報が自分にとって必要な情報（根幹の情報）なのか、不要な情報（枝葉の情報）なのかを見極めることです。現れては消えていく健康情報のほとんどは枝葉の情報です。場合によっては枝葉の情報を優先することで、根幹の情報がおろそかになってしまうことがあります。健康マニアの人ほどそのような罠に陥ってしまいがちです。

現代の食養生とは、本当に重要なことが何かを知り、情報を取捨選択することだと言えます。これまで述べてきたように、取捨選択のための基準をしっかり頭に入れておけば、どんな新しい健康法が登場しても、あわてて飛びつくこともなくなります。最後にもう一度おさらいしておきましょう。

食養生とは「気」をめぐらせること

これまで述べてきた食養生の考え方のベースには東洋医学があります。東洋医学では「気・血・津液」がとどこおりなくめぐっていることが健康であるとされています。その中でも「気」をめぐらせることが最も重要であると考えます。「気」は特別なものではありません。誰かの顔を見たときに「あ、元気がなさそう」と思うことがありますよね。それは相手の「気」を感じているのです。

食養生の目的は「気」をめぐらすことです。何かを選択するときにはこの気がめぐるかどうかによって判断します。例えば「水」もその種類によっては気をめぐらす良い水もあれば、逆に気をとどこおらせるものもあります。そして同じ良い水でも、飲み方（量や温度、タイミングなど）によっては気をとどこおらせることもあることは既に述

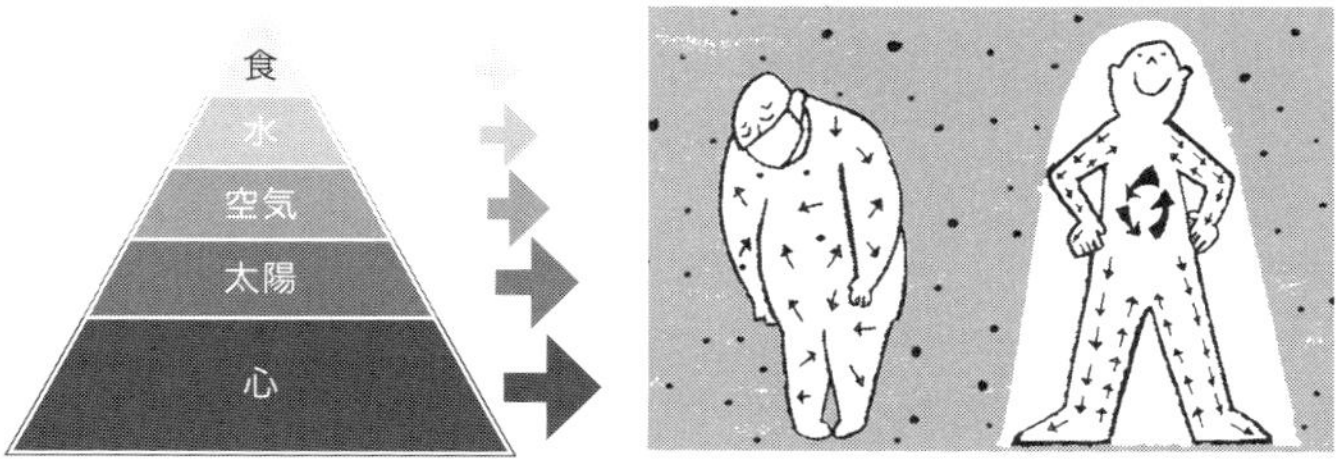

図10　ピラミッドと気の相関関係

べてきたとおりです。

重要なのは、この飲み方に一律なルールはないということです。その時の状況やその人の状態によって、何が「気」をめぐらせるのかは変化します。

健康のための優先順位

その判断の基準となるのが、「心」「太陽」「空気」「水」「食」という優先順位です。

迷ったらこのピラミッドを思い出してください。

まず、心に負担をかけていないか、次に規則正しい生活をしているか、深い呼吸ができているか、正しい水のとり方ができているか、そして、からだに負担のない自然なも

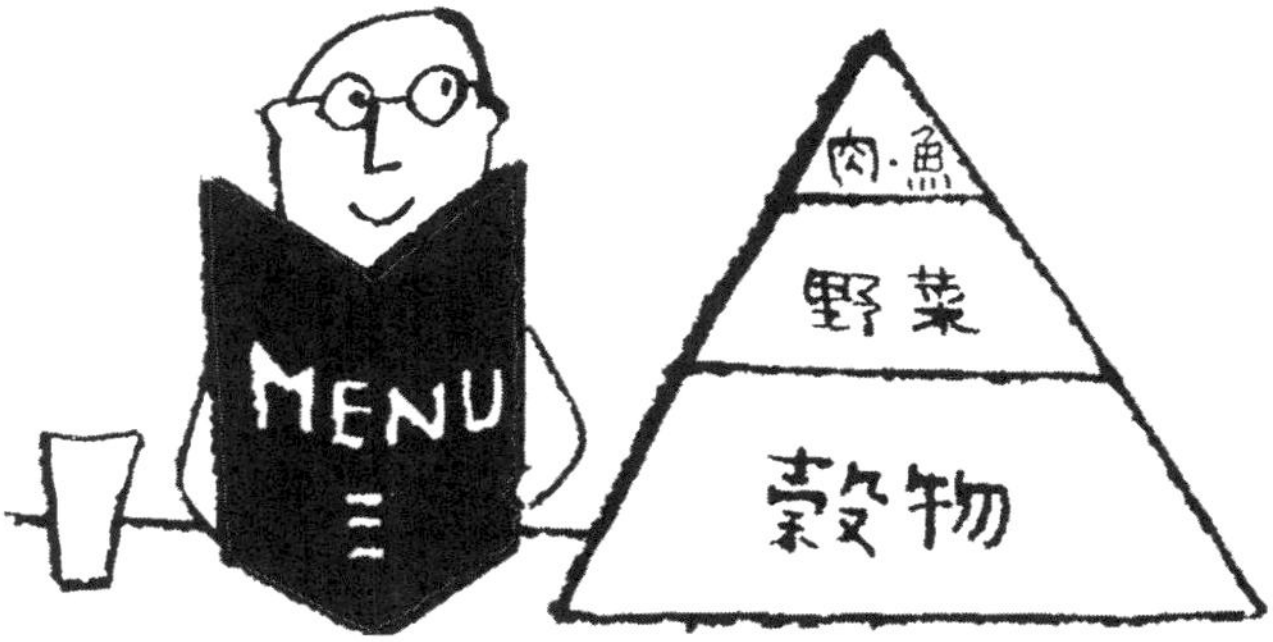

のをどのように食べているか、の順番です。

食べるときに気をつけること

食べ物を選ぶ際に気をつけることもおさらいしておきましょう。

まずは「命」のあるものを食べること。そのためには「一物全体食」を心がけることが大切です。全体を食べることが命の補給につながり、結果的に陰陽のバランスのとれた食事になります。

そして穀物＝5、野菜＝2、肉・魚＝1の割合で食べること。外食するときもこのバランスに気をつけてオーダーしましょう。「身土不二」を心がけ、食材はなるべく国産のもの、旬のものを選びます。

次にミネラルをしっかりとること。食生活を改善する際にはカロリーだけにとらわれず、必須栄養素に数えられている「ミネラル」にも注目することが大切です。特に菜食の人ほど、しっかり自然海塩を補給する必要があります。肉類は人体が求めるミネラルをバランスよく含んでいますが、そこからの摂取がなくなる分、精製塩だけでは塩化ナトリウム以外のミネラル不足が生じる恐れがあるからです。

食べるときにはよく噛むことが大切です。咀嚼が不十分だと、消化器官に負担をかけるだけでなく、食べ物の本来の味もわからないままのどの奥に送られることになります。

そして「腹七分目」。しっかり噛んで、ゆっくり食べれば食べ過ぎなくてすみます。どうしても間食がしたくなったときは、選択肢を増やして、心に負担をかけないようにしましょう。

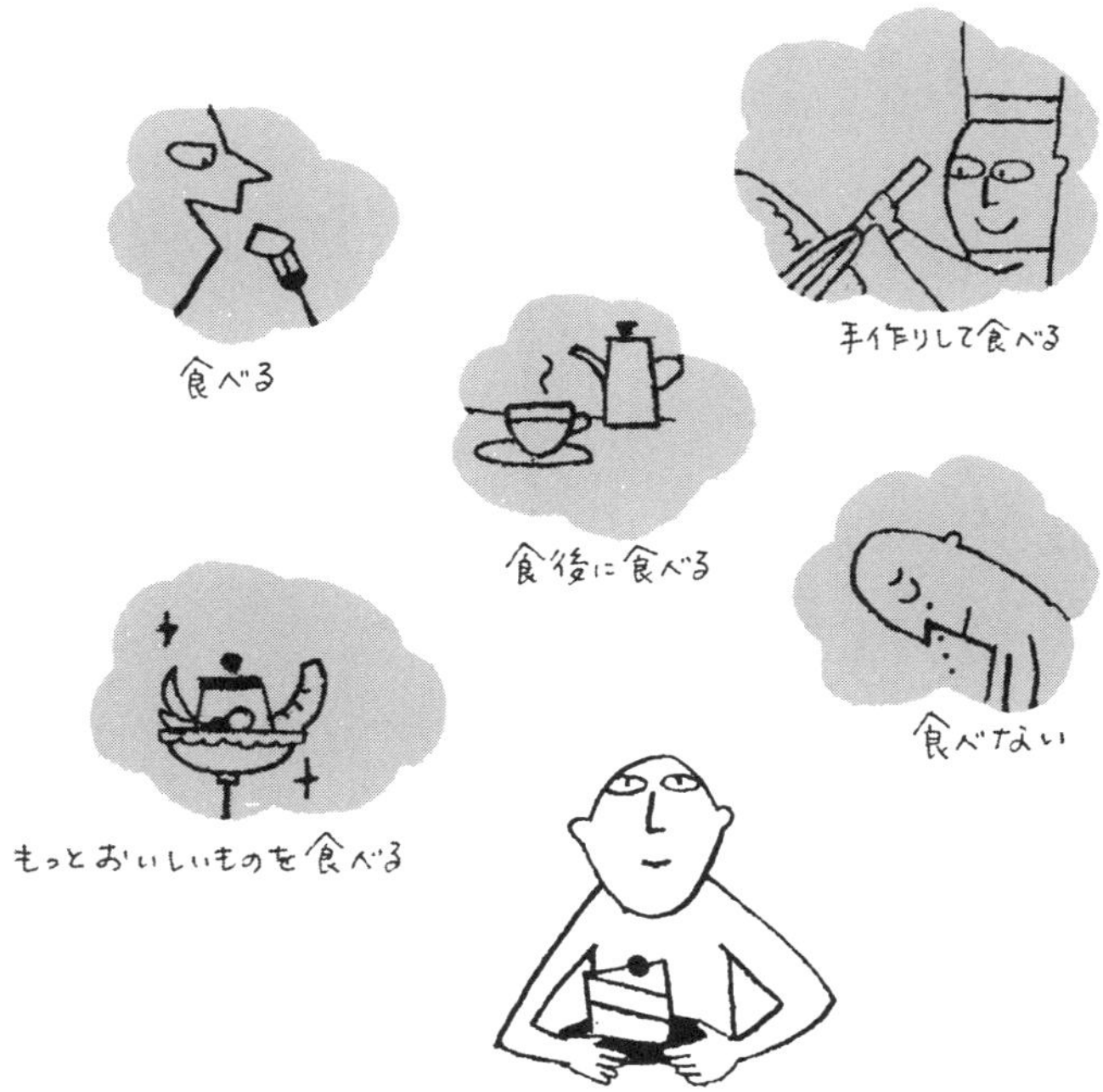
食べる
手作りして食べる
食後に食べる
食べない
もっとおいしいものを食べる

図11　選択肢を増やし心に負担をかけない

食養生実践のポイント

ここまでいろいろ述べてきましたが、実は情報は少ないほどいいのです。ですから、このまとめでお伝えした「心」「太陽」「空気」「水」「食」の優先順位だけを頭の片隅に入れておいてください。

一番大切なのは心の養生です。心に負担をかけるような健康法は結局長続きしません。

①「ハレ」と「ケ」の使い分け

心を喜ばせるための、目や舌でも楽しめる華やかな「ハレ」の食事と、日常的にからだを喜ばせるための食養生にかなった「ケ」の食事（「穀物＞野菜＞肉・魚」の割合の食事）とのバランスが大切です。もともと「ハレ」は正月や結婚式など年に数回程度でしたが、現代では外食はもちろん、家庭の手料理でも、肉類などのおかずの方が多くなっていて、毎日「ハレ」のような食事内容になっています。おかずより主食の方が多い「ケ」の食事の回数を増やすようにしましょう。

②より自然なほうを選ぶ

どちらにしようかと迷った際は、より自然なものを選ぶようにしましょう。自然なものとは、人の手が入っていないことを指します。つまり、いくら自然由来のものでも、過度に精製されたり、化学薬品で不自然に抽出されたりしたものは避けたほうがいいということです。自然なものは変化します。何日経っても見た目や味に変化がないのは不自然です。

③心にやさしくからだに厳しく

「気」のめぐりへの影響力の順番から考えると「心」は甘やかしておくべきです。しかしからだにはしっかりストレスを加えて活性化させておきましょう。まずは自分の現状を把握することから始めます。いきなり完璧を目指すのは難しいので50％くらいを目指すのがいいですね。

例えば現状お昼は毎日外食、夜も週に3回外食していると合計週10回が外食になっていますが、それをまず半分にするところから始めましょう。

④健康情報はできるだけ減らす

健康のための情報を増やしていくより、自分に必要のない情報や健康法をできるだけ手放すほうが養生への近道です。不要な情報はどんどん捨てましょう。知識を得れば得るほど、身動きが取れなくなり混乱をきたし、心の足かせとなります。

⑤まず実践してみる

世の中は知らなくてやらない人より、知っているけどできていない人のほうが多いようです。

完璧にできなくてもいいので、少しずつやってみる、できたら次に進む、というように毎日の積み重ねが大切です。続けることでからだが覚えて、いずれ自然とできるようになっていきます。

古代中国では医師は4つのランクに分けられていたそうです。周王朝時代の文書によると、最も位が高い医師は「食医」、すなわち王の食事の調理・管理を司る医師で、次が「疾医」、現在の内科医にあたる医師、その次が「瘍医」、今の外科医、最後が獣医だったそうです。古代より食事が病の予防や治療の重要な位置を占めていたことがわかります。つまり、食が健康の基本であることは、何千年も前からわかっていたことです。自分の健康は自分だけがつくれるものです。明日から、ではなく、今日から、できることをひとつでもよいので毎日実践してください。

「食養生」

活用編

1. 健脳×食養生

甘いもののとりすぎがボケにつながる

本編でもご説明したように、東洋医学では五行のバランスを重視しています。五行には、「相生」「相克」という性質があります。木は火を生かすけれど金には弱い、火は土を生かすけれども水に弱い、というように、互いに生かすものと弱められるものが存在し、バランスを保っています（序章21ページ図2参照）。この木・火・土・金・水の五行の中で脳は水に属します。水を弱める要因として土の過剰があります。では土を強くする要因はなんでしょうか。２５３ページの五行表を見てください。土のところにある味覚は「甘」ですね。甘味は土を強める味です。つまり甘味の過剰摂取は五行のバラン

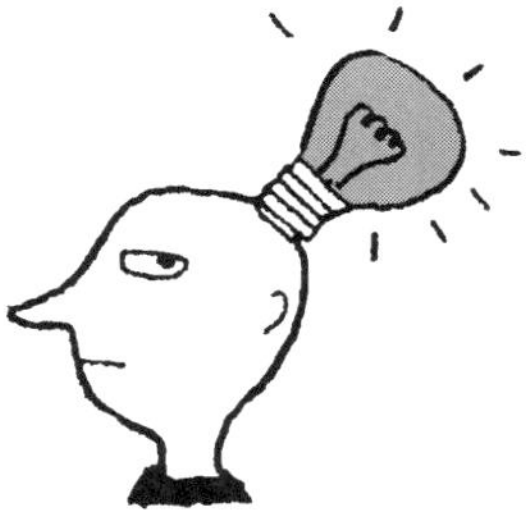

スを崩し、水を弱くしてしまいます。

また、水を補う鹹味《かんみ》（しおから味）の選び方を誤っても水を弱めてしまいます。つまり「甘味」の過剰摂取や鹹味の摂り方の間違いが脳の衰えを招くことにつながります。

ボケの予防としては甘いもの（白砂糖など甘味にかたよったもの）を控えることと、精製塩を控え、自然海塩で正しい鹹味をとることが有効です。また五行の中で水に属する臓腑は腎臓・膀胱です。腎には「精（生命力の根源）を蔵す」という生理機能があり、生殖、成長発育とも関係が深い臓器です。腎の衰退の症状はイコール老化の症状です。難聴や老眼、歯の異常、白髪・脱毛、歩行障害、腰膝の軟弱化、からだが冷える、生殖能力の低下、精神不振、疾病にかかりやすく、治りにくくなるなどの症状が出てきます。年齢不相応にこれら老化現象がでてきたら腎の精気が不足するなど、腎が衰退してきている予兆であり、健康な脳の働きを維持するためにも腎を養うような養生、「補腎」（※注）を取り入れたほうがいいでしょう。

東洋医学には「健忘」という病的症状があります。新しく体験したことを覚える能力である「記銘力」（過去に体験したことを保持する記憶力に対していう）が減退することで、すぐに忘れることをいいます。この健忘には大きく2つの原因があります。ひとつは「腎精不足」といって前述の腎の中の精が足りなくなった状態。これは腎の消耗を防ぐことや補腎が必要になります（具体的な方法は長寿の項を参照）。

もうひとつは「心脾両虚《しんぴりょうきょ》」といって心臓や脾臓の弱った状態です。こちらの原因は過度な思慮や疲労などにより血などを消耗することで、健忘と不眠が同時に現れます。また食欲不振や味覚がないなどの症状を伴うこともあります。この場合は、くよくよ思い悩むことは止め、疲労の原因を取り除くことを優先します。また、消化の中心である脾が弱っているので、食べ過ぎや、だらだら食いは止めて、少食でよく噛むなど、消化の負担を軽減させることも有効です。

※注●補腎とは、腎の気や血などの足りないものを補うことです。東洋医学で腎は気血の根源である「精」を中に含みもっており、成長や生殖と関わりが深く、水分代謝の調節、骨や髄、耳、髪、歯とも関係が深いとされています。東洋思想では中庸が良いとされ、多すぎるのは「実」、少なすぎるのは「虚」といいます。腎は虚に傾くことが多く、腎の気が衰えると、活動や

生殖能力が低下したり、からだが冷えたり、病気にかかりやすくなります。症状としては頻尿や難聴、白髪、脱毛など。いわゆる老化現象は腎虚でもあり、腎を補うことは元気で若々しくいられることにつながります。

実践

①砂糖の摂取を減らす

ジュースやスイーツはもちろん控えましょう。お菓子だけでなく、砂糖を使っている食べ物は意外とたくさんあります。寿司飯や煮物、ドレッシングやソースなど、多くの料理や加工食品に砂糖が使われています。加工食品にも気をつけましょう。

②果物や蜂蜜もとりすぎに注意

より自然なほうが好ましいという食養生の観点からすると、精製加工された白砂糖より果物や蜂蜜のほうが好ましいと言えます。しかし大前提として「甘味」の過剰が問題なので五味のバランスを崩すようなら自然なものであっても過度に摂取すれば腎を弱らせ、すぐに忘れる「健忘」へとつながります。黒糖だから、蜂蜜だからといって過度に摂ってしまうのは不養生になります。特に最近の果物は過剰に甘く品種改良されているものが多いので、残念ながら最小限にとどめておきたいものになってしまっています。

③自然海塩に替える

塩を選ぶ際も食養生の基本「一物全体食」で選びます。ミネラルの残った、見た目にもしっとりとした自然な海の塩を選びましょう（詳細は第9章を参照）。

④補腎

※「3．長寿×食養生」の項目を参照

⑤消化の中心「脾」をいたわる

過度の思慮は控え、少食を心がけ、よく噛んで食べ、間食をやめましょう。

2．美髪×食養生

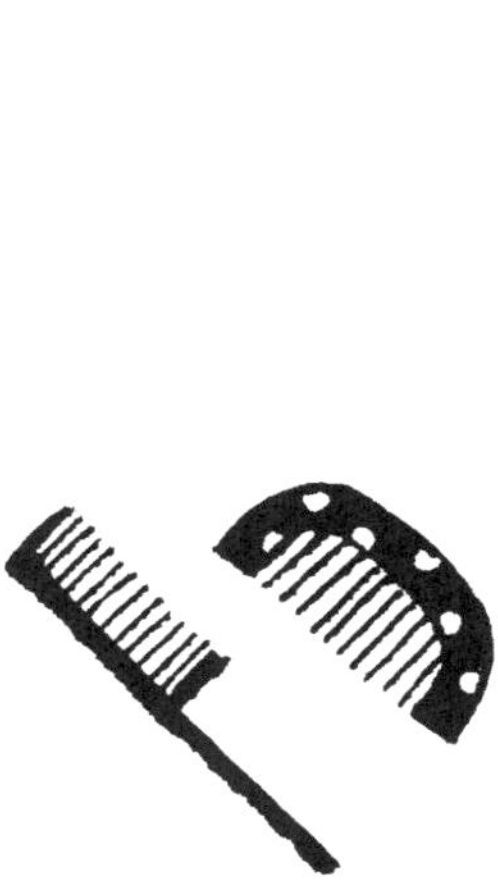

怒りが髪のダメージに

年齢とともに頭髪が薄くなるというのは、男女共通し多くの人が直面する悩みですね。髪の毛は腎と関係が深いので、腎が弱っていると髪が薄くなったり、白髪が増えたりします。髪の悩みを解決するためには、腎の状態を良くする「補腎」が必要です。

また、その他の要因として、過剰な怒りは気のめぐりに「上昇」という偏りを招いてしまい、これが頭髪へのダメージの原因になります。「怒髪天をつく」という言葉があるように、「怒り」は気を上にあげるので、怒ると顔が真っ赤になって、額に血管が浮きだし、さらに怒りが爆発すると髪が逆立つのですね。このように、強い怒りの感情が、髪に大きなダメージとなります。現代ならではの要因としては、過剰なストレスも原因になります。

現代人は髪を洗いすぎ

現代人にとっては毎日髪を洗うことはあたりまえになっています。しかし、昔の書物には髪は頻繁に洗うよりも櫛を使ってとかすほうがいいと書かれています。洗いすぎると頭皮を守っている油分がなくなってしまい、フケやかゆみの原因になります。ブラッシングするだけでも髪についたホコリや汚れは落とすことができますし、頭皮の血行もよくなるのです。洗剤を使わずにお湯で流すだけで、頭皮の汚れはほとんど落ちると言われています。その後に、桶に大匙一杯の酢を入れて洗うのもお勧めです。酢の殺菌作用などもあり洗剤の代わりになります。

また、整髪料を使いすぎると髪に負担がかかるだけでなく、洗剤を使わないと落ちないので、どうしてもシャンプーをしなくてはならなくなります。髪の負担になることはなるべく控えて、洗いすぎに注意しましょう。

ブラッシングは昔からおススメされていた

唐の時代に孫思邈《そんしばく》という世界史上有名な医学者がいました。薬王・医神として讃えられており、著書に現在でも医学者に常用されている『備急千金要方』という総合医学百科全書があります。通称『千金方』と呼ばれるこの医学書には、「髪を洗った直後に風にあたってはいけません。湿ったままの髪を結うこともよくありません。このようなことを続けると、頭風（頭痛や風邪の症状）やめまい・抜け毛・（顔の）シミ・歯痛、耳聾（耳が聞こえなくなること）の原因となります」と書かれています。

『医心方』という平安時代の医学大全書にも髪の保養方法に関して多くの医学書などから抜粋して紹介しています。「髪は血液の末端です。千回以上、髪をとかせば、髪は白くなりません」（『養生要集』）。髪をとかす時間については『千金方』に「ふつう、朝には食事がすんだ後に髪を洗い、とかすようにしなさい」と記されています。一方、

『脚気論』には、「しばしば櫛を用いて髪をとかしなさい。髪をとかすたびに、百回以上櫛を通すように心がければ、大いに気分がよくなります」と説かれています。

『延寿赤書』によると、「髪を調えるときは、心して壬《みずのえ》の地（北方）に向かい、何度も櫛を替えながらとかすべきです。まんべんなく櫛を通し、しかも、痛めないようにとかすことが肝要です。（中略）血液の循環がよくなり、毛根が丈夫になります」。また、「気をめぐらせ、風湿（リューマチや痛風の類）を防ぎます。たびたび櫛を替えてとかせば、いっそう効果がでます」とあります。東洋医学では髪は「血」の「余り」であるという考えがあり、血の状態が髪の状態に直結します。また血の原材料である食や気血のめぐりが髪に影響します。毎日櫛を通すことと、そして食養生を実践することで美しい髪が保たれます。

『史伝　健康長寿の知恵⑤健康への道　養生のすすめ』（第一法規出版）では江戸時代の養生法（『延寿撮要』）の中の洗髪の禁忌を紹介しており、以下があげられています。

・頻に髪をあらうべからず。形痩せ、体重くなるなり。（頻繁に髪を洗ってはいけません。体格が痩せ、からだが重くなります）
・飽満して髪あらうことなかれ。飢えて湯あぶることなかれ。（飲み過ぎ食べ過ぎて髪を洗ってはなりません。反対に、空腹の時に湯を浴びてもいけません）
・午《うま》より後、髪をあらうべからず。（午後12時以降は洗髪禁止）
・女人、月水の時、髪あらうべからず。（女性は月経の時に髪を洗ってはいけません）

実践

①洗いすぎない

そもそもせっけんやシャンプー剤自体が髪に負担をかけます。洗髪は、水（お湯）洗いのみでも数日に1回でよく、汗をかきにくい冬場は特に少なくていいのです。毎日洗うことによって頭皮の油分がなくなってしまい、からだは頭皮を守ろうとして皮脂を分泌します。たまにしか洗わないリズムができると臭くなったり、ギトギトしたりしなくなります。わたし自身は整髪料として椿油を使うことがあるので、その時はせっけんシャンプーを使いますが、基本はお湯洗いのみです。

②ブラッシングする

洗髪は数日に1回でもいいのですが、毎日櫛は通したほうがいいでしょう。千回ブラッシングするのは難しいかもしれませんが、多いほうがいいです。櫛はツゲなどの木製がお薦めです。プラスティックだと静電気が起き、髪に負担になります。髪質や髪型にもよるので、櫛でもブラシでもかまいませんが、ブラシも木製や動物の毛など自然な物のほうが好ましいです。

③髪に負担をかけない

整髪料は極力使わないほうがよく、使うなら昔ながらの「椿油」がおすすめです。

パーマや脱色、毛染めが負担なのは当然ですが、日々のシャンプーも負担になるので、酢洗浄などに切り替えていきましょう。ドライヤーも髪には負担になりますが、濡れたままにしておいたり、タオルを巻いておいたりすることも負担となるので、状況に合わせ適切に使用してください。

④頭皮をマッサージする

ハゲる人は頭皮が硬くなります。特にストレスから毛が抜ける場合は頭皮が薄く硬くなっていることが多いです。櫛やブラシに加えて自身の指先で頭皮を動かすようにしてマッサージすることで硬い頭皮を柔らかくしておくのも効果的です。

⑤食べ過ぎと、甘いものの過食は控える

食べ過ぎと、甘いものの過食は控えます。髪のもとである「血」をとどこおらせないこと、腎を養う「補腎」を意識し、自然海塩をとるようにしましょう。

3. 長寿×食養生

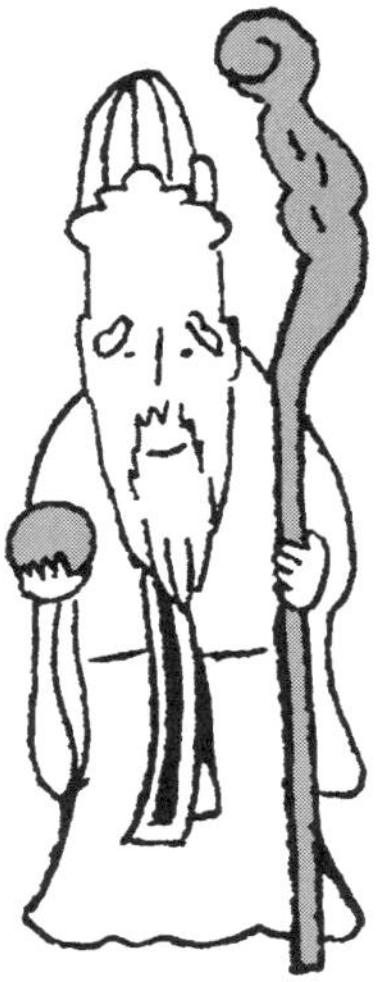

天海の長寿の秘訣

「長命は、粗食正直日湯陀羅尼、おりおり御下風、あそばさるべし」

これは徳川家に仕えた天台宗の僧、天海（１５３６頃～１６４３年）が残した言葉です。天海は１０８歳まで生きたとされる長寿の実践者。あまり過去を語らなかった天海は、長寿の具体的な実践方法も語っていませんが、三代将軍・家光から「長寿の秘訣はなにか?」と尋ねられたとき家光に与えたと伝えられている和歌が二首残されています。

その一首が冒頭のものです。意味は「長生きは、粗食で、正直で、風呂に入り、坊主がお経（陀羅尼）を欠かさないのと同じに、しっかりと政務に励むこと。しかし、仕事仕事では気が滅入るからときどき屁（御下風）でもこいて、張りつめた気持ちをゆるめるように」。

もう一首は「気はながく、つとめはかたく、色うすく、食はほそくして、こころひろかれ」で、こちらは、「気を長く持ち、仕事をきちんと、女色はほどほど、食事は少食にして、心は広く持ちなさい」という意味です（※注）。日本古来の養生法の要点を集約したような素晴らしい内容です。

心の影響力が大きいことは既にお伝えしていますが、心の状態を健全に保つことは実は至難のわざです。また、たまに休日をとることよりも、仕事も含め欠かさず毎日規則正しく行なうことが優先されます。粗食もしかりですね。誘惑の多い現代では実践が難しいことですが、食養生の5要素がきれいにまとまった素晴らしい歌です。

※注●参照＝森村宗冬著『日本史偉人「健康長寿法」』（講談社＋α新書）

毎朝飲むだけで健康で長生きできる秘薬

先にも紹介した『医心方』は、1791年に江戸幕府の手により刊行されるまで長く秘蔵されていた医書です。

その中には、長寿どころか若返りの方法もあります。「茯苓散《ぶくりようさん》」は、人のからだを軽くし、気力を増進し、白くなった髪を黒にかえ、抜け落ちた歯を再生させ、視力がかすんできた眼をもとのように回復させ、寿命をのばし、老いた人を再び若返らせる秘宝です、と紹介されています。また、茯苓と、白菊の花、菖蒲、遠志《おんじ》、人参の5種類の薬種を調合してつくる丸薬で400歳までも寿命をのばす神仙の長生不死不老の方法も載っています。その他の長寿の妙薬として、枸杞《くこ》や菊、朮《じゅつ》（おけら）などの活用方法も紹介されています。

これらの不老長寿の妙薬は、現代において同様の材料を準備し、再現するのは難しいものが多いのですが、中には誰でも簡単にすぐに始められるものもあります。それが、「玉泉」を飲む「練精」養生方法です。『医心方』には、「玉泉」は毎朝飲むだけで健康で長生きできる神仙の秘薬、と紹介されています。

玉泉とは、実は誰もが持つ口中の唾液のことです。養生の大家である劉京道人が言うには、「早朝のまだ起きる時分でない頃に、早々とうがいをし唾液を出して、口の中に満たし、飲み込む。その時をはかって、歯を二七回ほどたたく（カチカチと噛み合わせる）。これを三度やる。そうすれば人は青年のような顔色になり虫歯をなくして歯を丈夫にする」のだそうです。

腎を養うことが長寿の秘訣

東洋医学的には唾液は腎を補ってくれる大切な要素であり、腎はわたしたちが後天的に取り入れる命の源である精を宿している場所です。つまり若々しくいられるかどうかは「腎精」次第であるとも言えます。腎精の衰えは、頭髪、耳、骨、脳、生殖器に症状が出ます。脱毛、難聴、骨粗鬆症、認知症、さらには成長不良や、不妊、精子減少なども腎が弱っていることを表します。腎の「精」が尽きたとき、それは「精根尽きた」という言葉の通り命が尽きるときです。

この腎精を補う養生方法はたくさんあり「玉泉」を飲むのもそのひとつです。唾を吐く癖のある人はもったいないですね。遠くへ唾を吐けば「気」を損じることになります。腎を養うために、自然海塩で歯を磨くのもお勧めです。塩には殺菌作用や歯茎を引き締める収れん作用があり、昔から歯を磨くときに使用されてきました。塩の鹹味（しおから味）は腎を養ってくれる味でもあります。歯を磨くとき、歯磨き粉とともに大量の唾液を捨てています。いい塩で磨けば、歯磨き後「ごくっ」と飲み込めます。飲み込めるいい塩で歯磨きしないと唾液がもったいないですね。

長寿のための性行為とは

性行為自体は気をめぐらす作用がありますので、からだにとって悪いことではありません。しかし、男性に限ると、射精は腎精の消耗につながります。したがって「接して洩らさず」（多くの若い女性と交わる行為はして、射精はしない）が養生の基本です。

養生書によって異なりますが、年齢別の適切な射精回数があります。『医心方』にはこの性行為に関する記載が多く『巻二十八　房内篇』として全30巻のうち1巻を性生活に割いています。それによると、20歳は2日に1回、30歳は3日に1回、40歳は4日に1回、50歳は5日に1回（弱いものは10日に1回）、60歳を過ぎると、接するだけで射精しないこととあります。『千金方』では、20歳で4日に1回洩らす、30歳は8日、40歳は16日、50歳は21日に1回、60歳になれば精を閉じて洩らしてはならない、としています。

長寿のための七養

長寿のために必要なのは、健康法をプラスすることではなく、余計なことを減らしていくことです。養生訓にも紹介されている『寿親養老書』にある摂生するための「七養」をご紹介します。

一には、言葉を少なくして体内の〝気〟を養う。
二には、色欲を戒めて〝精気〟を養う。
三には、栄養過多なものや味の濃すぎるものを少なくして〝気血〟を養う。
四には、唾液を飲み込んで内臓の〝気〟を養う。
五には、怒りを抑えて肝の〝気〟を養う。
六には、飲食を節制して胃の〝気〟を養う。
七には、考えを思いめぐらしすぎないようにして心の〝気〟を養う。

実践

①気を大きくもち、自分に正直に生きる

天海大僧正の歌にはあえて人前でとはありませんが、人目を気にせず堂々とおならをできるぐらいの広く大きな心をめざしましょう。

②規則正しい生活をする

長寿の人がいるとつい、何を食べているのかに関心がいきがちです。しかし、多くの長寿者は規則正しい生活を実践しています。毎日同じ時間に起きる、そして日課の仕事や作業を毎日同じ時間に同じように行なう。つまり長寿のみなさんは太陽食を実践している方が多いようです。

③唾液は長寿の秘薬

唾液は可能な限り捨てないようにしましょう。ただし痰は捨てましょう。

④三欲を慎む

性欲はほどほどに、男性は接して洩らさず。食欲は粗食で腹八分目以下を目指す。睡眠も適切な時間帯に消化を終えてから眠り、朝は一度で早起きをする。すなわち、性欲、食欲、睡眠欲の三欲を慎むことが長寿につながります。

⑤毎朝「息吹永世《いぶきながよ》法」を実践

『古事記』や『日本書紀』に登場する伝説的人物、武内宿禰《たけしうちのすくね》は、記紀に登場する人物としては最も長命の人間として知られます。彼は毎朝「息吹永世法」を行ない300歳まで生きたそうです。

毎朝、日の出のときを待って、姿勢を正し、両手を、親指を後に、他の4本は前になるように、腰につけ、まず、体を左の方に向け、4回、伊吹すなわち息を吐《は》き出す。このとき大伊吹といって大きく息を吐き出すことがコツである。次に右の方に体を向け、大伊吹を4回する。次に太陽に向かい、太陽の清浄な陽気を鼻から吸い込むというつもりで、ゆっくりと静かに長く息を吸い込むができるだけ吸い込む。次に口から息を静かに細く長く吐き出す。これを18回

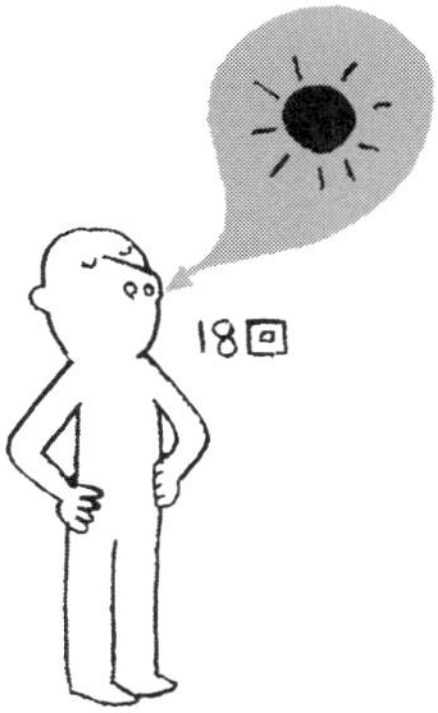

続ける。

この方法は野外で行っても、家の中で行ってもよく、正座でしてもよく、直立してすることもさしつかえないことになっている。また曇りの日、雨の日には、太陽の出る方角に向かい、晴れた日と同じ気持ちで行う。

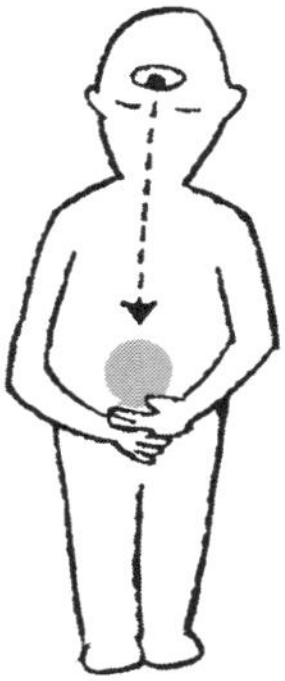

そのあと左の掌《てのひら》を右の掌の上に重ね、膝《ひざ》の上に、立っている場合は臍《へそ》の前におき、清浄な玉が載《の》っていることを想像する。イメージしづらい場合は水晶の玉のようなものを、手の上に載せ、心持ちうつむきかげんにして、その玉をしばらくみつめ、心の眼でみるようにするのである。こうした方法は時間に制限はないが、20~30分が適当かと思われる。

〔『神道の本』（※注）より引用〕

※注●『Books Esoterica第2号　神道の本　八百万の神々がつどう秘教的祭祀の世界』（学研パブリッシング）

4. 三大疾患×食養生

日本人の三大死因

誰でも、医者や薬に頼らず健康でありたい、そして死ぬ直前までピンピンしていて、コロッと死にたい、いわゆる「ピンピンコロリ」が理想のようで、近年長寿ナンバーワンになった長野県には「ぴんころ地蔵」があるそうです。また、亡くなる直前まで元気に活動するピンピンコロリ（略してＰＰＫ）を標語に活動している団体もあります。しかし、実際には現代医療に頼らず食養生だけの生活に切り替えることはなかなか難しいことです。その理由はやはり三大疾患のリスクを意識してしまうからではないでしょうか。

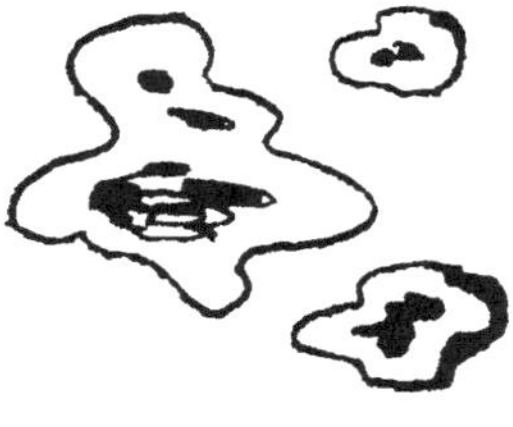

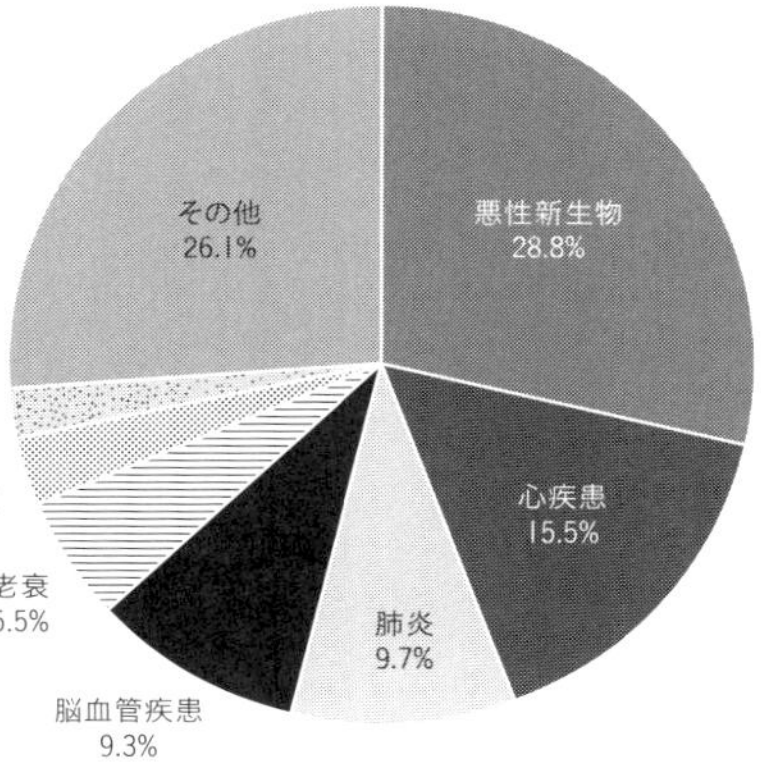

図12　主な死因別死亡数の割合〔「平成25年人口動態統計月報年計（概数）の概況」（厚生労働省）より〕

悪性新生物（いわゆるがん）、心疾患、脳血管疾患が三大疾患と言われています。現在では総死亡数の半分以上をこの3つの死因が占めています（平成25年は53・6％）。（※注）

このように、三大疾患に共通するイメージは「死」に直結していること。がんは種類によっては現代医療で治るものや、すぐ死に至らないものもありますが、現代人の2人に1人はがんになる時代なので、やはりこれら三大疾患は死因になりうる恐ろしいものと捉えられ、リスクとして認識されがちです。

※注●厳密には肺炎が平成23年から脳血管疾患にかわり死因の第3位になっています。肺炎を含めた四大疾患で平成25年の死因の63・3％を占めています。老衰は5・5％。

三大疾患のくじに当たらないために

生まれつきの病気や障害は食養生で治すのは難しいですが、三大疾患はどちらかというと生活習慣に原因があることが多いようです。

交通事故や自然災害は運が悪かったというものもありますが、病気は運ではなくわたしたちの日々の積み重ねの結果であるとも言えます。そこで、三大疾患にかかるリスクを下げるために必要なことは何でしょうか。繰り返しになりますが、やはり心や太陽が最も重要なのです。その上で食事のとり方や内容にも気をつけたほうがいいでしょう。

前述の現代栄養学の権威であるキャンベル博士は動物性たんぱく質の過剰摂取が三大疾患を後押しするという研究結果を発表し、「プラントベースのホールフード」を提唱しています。つまり、三大疾患にかかりたくなければ、植物性の食物を中心に丸ごと一物全体食をしましょうと言っているのです。ハンバーグや唐揚げを毎日食卓に上げるということは、三大疾患にかかるくじの確率を高めているようなものです。

がんができる理由

三大疾患のなかでもがんは他の２つとは少し性質が異なります。心疾患や脳血管疾患が命にかかわる破綻であるのに対して、がんはからだが破綻しないように臓器の機能を代行してくれている、ある意味ありがたい存在であるとも言えます。がん細胞自体はわたしたち皆が持っています。がん細胞を敵視して取り除くことは手術や抗がん剤によって正常な細胞まで傷つけることになり、からだ全体でみると負担となることもあります。確かにがん特有の症状は辛いかもしれませんが、それはからだが治ろうとするサインとも言えます。症状を消すことは対症療法であり、がん細胞による代行が必要な状況をつくった根本の生活習慣を見直すことが根治療法につながります。

根本治療のためには、気血めぐらし体温を上げることが必要です。がん細胞は熱に弱いとされます。言い換えると、低体温下でも臓器を機能させるために出現してくれたありがたい助っ人代行細胞であるとも言えるのです。

まずは体温を上げる

がんの予防は、まず砂糖を減らし体温を上げることです。現代において、からだを冷やす最大の要因は砂糖かもしれません。氷を入れた冷たい水やギンギンに冷えたビールも確かにからだを冷やします。実際に口にするものが冷たいかどうかも影響しますが、東洋医学のベースとなる陰陽の考え方から、陰性のものを食べるとからだを陰性に傾け、低体温の原因になると考えます。例えばトマトやナスといった夏野菜や、甘くて大きな果実を食べると、からだは陰性に傾きます。暑い夏にこれらをとるのはそんなに悪いことではありませんが、現代では真冬でもトマトやキュウリが売っています。南国から輸入されたフルーツが一年中食べられます。季節を無視してこのようなからだを冷やすものを食べていることが、病気の原因になっていると考えられます。

からだを陰性に傾ける食品の中でもとくに陰性が強いのは「白砂糖」です。甘いものは基本陰性ですが精製することで陰性度が強まるため、白砂糖やグラニュー糖など精製糖はからだを強く陰性に傾けるのです。対極にあるのは塩です。塩は陽性のため、からだを温める傾向にあります。

三大疾患による突然の死を避けるために

症状に対症療法的に対応するのではなく、気血がめぐるからだをつくれば三大疾患による突然の死とも無縁になります。心疾患や脳血管疾患は突然来るという印象がありますが、必ず前駆症状があらわれます。内臓脂肪型肥満（いわゆるメタボ）は前駆症状だからこそ注意を払っているのです。三大疾患を含みすべての病気は運ではなくわたしたちの日々の積み重ねの結果です。生活習慣にこそ原因が潜んでいます。確率だけだと2分の1ですが、生活習慣を変えることによってその確率を下げることができます。食養生を適度に取り入れて、病気になりにくいからだを保っている限り三大疾患のリスクは減っていきます。

実践

①食べ物より「心」の養生から見直す

食べ物に注意を払う前に、まず食養生の基本である「心」「太陽」「空気」「水」「食」の5つの優先順位を再確認して、日々の養生に取り入れましょう。

②加工食品はなるべく食べない

加工食品を食べると精製された砂糖や塩、添加物の摂取が避けられず、食養生の基本である一物全体食に反することになります。特に陰性の強い甘味を精製して陰性を更に強めた白砂糖はからだのバランスを崩しやすいので極力避けましょう。また、食べものを選ぶ際の最重要項目である「命」ある食べ物でない場合が多いので、なるべく加工食品は控えましょう。

③動物性たんぱく質（肉・魚・卵・乳製品）の割合を5％以下にする

「栄養学分野のアインシュタイン」と称される世界的権威のT・コリン・キャンベル教授は現代の多くの問題の根本は動物性の過多と指摘しています。発がん性の物質を摂取しても、動物性たんぱく質が全摂取の5％以下ならがんは進行せず20％以上の場合はがんは増殖するという実験結果から、動物性たんぱく質の摂取が多くなるとがんを誘発することを証明しています。植物性のたんぱく質では20％を超えても影響が少ないという結果がでています。

④主食を玄米などの全粒の穀物にする

全粒の穀物を食べることは、命を摂取することにも一物全体食にもつながり、また身土不二にもつながります。主食は玄米などの全粒の穀物にしましょう。本来のからだの治癒能力をしっかりと働かすためにはからだを中庸に保つ必要がありますが、中庸の食べ物である玄米を主食にしていれば多少、陰性や陽性に偏った副食を食べてもからだのバランスがブレることがありません。

⑤腹八分目を心がける

からだの治癒能力が日々働いていることが病気のリスクを回避するための基本です。「腹八分目に医者要らず」と昔から言われているこの真理はあらゆる病に通じますが、特に近代の飽食の世の中で増加してきた三大疾患に関しては食べる量を減らすのはとても効果的だと言えます。

5．出産育児×食養生

子どもの健康は母体の健康から

子どもの健康を願わない親はいないと思いますが、子どもにはどんな食養生が必要でしょうか。自分で食事ができるようになってからの養生はもちろんですが、それより前の離乳食の頃、さらにはおっぱいを飲んでいる赤ちゃんの頃の食養生が大切です。そして、それ以上に、乳児の頃の母親の食養生のほうが子どもの健康への影響力が強く、さらに妊娠中の母親の状態もとても重要であると言えます。もっと言うと、妊娠前の母親のからだの状態も、子どもの健康に影響するのです。

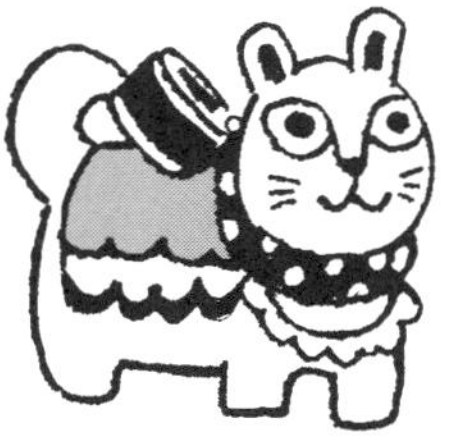

妊娠とは生命の神秘です。わたしたちヒトは何十億年という気の遠くなる年月をかけ

て60兆もの細胞からなる複雑な機能を兼ね備えた生物へと進化してきたとされています。妊娠中は、たった1つの細胞である卵子が精子と出会い、遺伝情報を元に、わずか10か月で壮大な進化の歴史を再現します。この妊娠中の1日はヒトの進化史の1千万年にも相当すると言われています。これから妊娠・出産を考える人はぜひ食養生を取り入れていただきたいです。理想を言えば妊娠の3年前からですが、遅くとも3か月前から食養生に取り組みましょう。

妊娠・出産は補腎が大切

妊娠・出産には命の根源である精が収まっている腎を使います。出産後、虫歯になりやすいとか、髪がよく抜けるなど腎の影響下にある骨や歯、髪の毛、耳などに症状があらわれやすいのはそのためです。

産後の禁忌として21日間は水に触れないということが昔から言われています。当然お風呂にも入りません。温かいお湯ならと翌日からシャワーを許可する産婦人科もありますが、食養生的にはお勧めできません。水に触れること自体がからだにとっては負担であり産後の腎精や気血を消耗している特異な状況では、より積極的な養生が必要です。シャワーを浴びたらすぐに影響が表れるというよりは、何年もたってから、若くして老眼になったり年齢不相応に毛が薄くなったりと、後々の老け具合に影響すると言われています。

余談ですが、男性も性行為直後は射精により腎精を消耗しているので、性行為直後の水浴びは厳禁です。『延寿撮要』（著者・曲直瀬《まなせ》玄朔《げんさく》＝豊臣秀吉や徳川家の侍医として、また後陽成天皇の診療など安土桃山時代から江戸時代初期にかけて活躍した名医）にも「汗出て、冷水にて浴することなかれ（発汗したとき、冷水に浴してはいけません）」として、産後だけでなく、汗をかくような激しい運動の直後の水浴びも不養生としています。

まごわやさしい

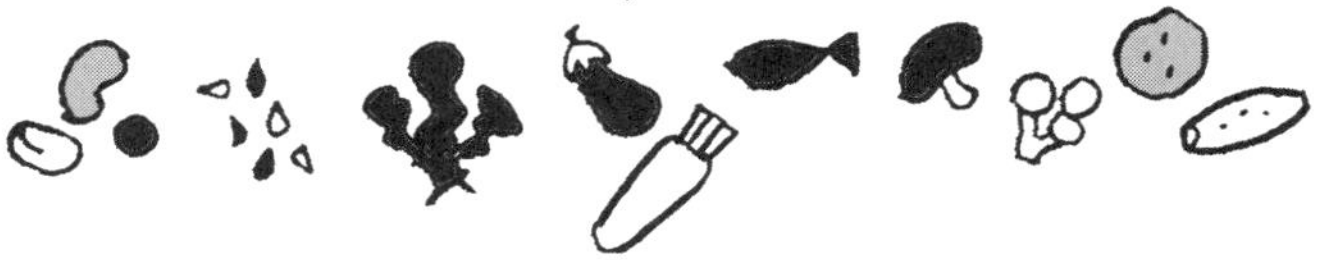

「まごわやさしい」食事を

食事は妊娠中や授乳中はとくにパンやパスタ、ハンバーグといった「カタカナ食」は減らし「まごわやさしい」（※注）の和食にして、ジュースやお菓子はもちろん肉類や乳製品も最小限に控えましょう。また季節外れの輸入果物や油物も極力控えるようにしましょう。

食べたいものを食べ、本能に従ったほうが正しい選択をするという事実もあります。酸っぱいものを食べたい時は食べ、苦いものが嫌な時は食べないほうが、それぞれのからだの状態にあったバランスの調整になります。このとき気をつけるべきことは求めるものが「自然」なものか、「過度な加工や精製」をされているものかという点で、前者なら求めるままに食べても大丈夫です。

※注●まごわやさしい：「ま」豆類、「ご」ごま類、「わ」わかめ・海藻類、「や」野菜類、「さ」魚類、「し」しいたけ・きのこ類、「い」いも類・根菜類

心の養生と規則正しい生活

食事も重要ですが、本編でもご紹介したように、食養生ではそれよりも重要なことが「心」と「太陽」であると考えます。

「心」の養生という視点では、よくないとわかっていてやることが最も悪影響を及ぼします。例えば授乳中の飲酒はよくないと理解しながら飲酒をし、罪悪感を感じる。これはからだと心の両方に負担をかけてしまいます。飲酒を我慢するのではなく、他の楽しみを見つけるようにしましょう。

太陽食の観点からは、規則正しい生活をしているかどうかを心がけます。とくに妊婦は歩いたほうがいいので、朝食前の運動に適した時間帯に新鮮な空気を取り入れながら

散歩をすることをお勧めします（※注）。また起きる時間は毎日そろえ、日中もダラダラ、ゴロゴロしないことも大切です。

※注●『「幸せなお産」が日本を変える』（講談社＋α新書）の著者の吉村正先生は農作業をしなくなった現代人は1日3時間歩き、スクワットを200回したほうがいいと話しておられました。

母と子はつながっている

授乳中の乳腺炎はもちろん、子どもが乳を吐くとか皮膚にトラブルが出るのはお乳がまずいサイン。つまり母親の食事に問題があります。母乳はお母さんの血液でできています。本来さらっとしていて、透明で青みがかっているはずの母乳が、食事やその他の養生次第でどろっとして黄みを帯びてしまいます。乳腺炎はドロドロの乳製品や砂糖、脂っこいものを食べることが原因のひとつです。子どもがお乳を飲まない、すぐ吐いてしまう時は、お母さんの食養生を見直してみてください。

子育ては、母と子のつながりが大切です。生まれた直後からしばらくへその緒で胎盤とつながった状態にしておくとよいのです。また出産直後は母子を離さず、お母さんが赤ちゃんを抱くようにします。その後も、ベビーベッドやベビーカーも必要最小限にとどめて、添い寝、抱っこやおんぶなど常に母親とつながっていることが子どもの「心」の養生につながります。

実践

妊婦や母親にとっても、気をとどこおらせる要素をいかに減らせるかが重要です。感情の偏り、不規則な生活、惰眠、運動不足、過剰な水分摂取、過食などをいかに減らすか、その上で不自然な飲食の摂取を減らすことを考えます。

優先順位の高い食養生から順にみていきましょう。

①心の安定

妊娠・出産さらに育児においては、妊婦や母親がいかに心穏やかに過ごせるかが最重要項目です。

へその緒やお乳で身体的にもつながっている胎児や乳児に母親の感情が影響するのはもちろんですが、卒乳後も子どもは母親の状態を敏感に感じ取ります。子どもに何らかの肉体的・精神的症状や異常行動がみられたら、母親の精神状態、さらには両親の関係が良好かどうかを確認し改善することが最優先事項になります。

②規則正しい生活

本来寝る時間に電気やテレビをつけていることは現代人の大人には当たり前になってしまいましたが、本来生物としての人間にとっては不自然であり負担になります。日の出とともに起きて活動をはじめ、毎日規則正しく食事をするということが、玄米を食べるとか、無農薬の野菜を選ぶとかいった、何を食べるかよりも影響力が強くなります。

太陽のリズムに則した規則正しい生活をしているかどうかを考えてみましょう。

③適度な運動

妊娠中は特に毎朝しっかり歩くことをお勧めします。気をめぐらすためと、非日常的な出来事である出産に耐えうるからだをつくることが目的です。妊娠中に食っちゃ寝だけの怠惰な生活を送っていたのに自然分娩をしたい、というのは、日々のトレーニングなしにフルマラソンに出るぐらい無謀なことです。自然分娩を推奨する産院では1日最低2時間以上の散歩を条件としているところもあります。

ウォーキングは毎日続けて習慣になっていることが重要です。歩けない場合は、ストレッチや体操などをして、深い呼吸ができているかがポイントになります。

④砂糖を控える

食事で特に気をつけたいのは砂糖です。食前の子どもに飴やジュースを与えるのは避けましょう。ほんの少しであっても血糖値の急上昇を引き起こし、膵臓への負担をかけるだけでなく、満腹感を得てしまい、その後の食事ができなくなり本来身体が求めている栄養を補給できなくなります。

妊娠中に腎精を浪費するのと同様に、成長期の子どもも腎精を使って成長します。近代になるまで貴重品でほとんど摂ることのなかった不自然な精製糖。腎に負担をかける精製糖をいかに避けるかが成長期の子どもにとっても重要なポイントです。それと同時に腎を補ってくれる味である正しい鹹味をとること。つまり自然海塩に切り替えることが大切です。

⑤命のある食べ物をいただく

玄米ご飯に味噌汁そして、本物の糠漬けなど伝統的な発酵食品など、命のある食べ物をよく噛んで食べましょう。この際、心の養生も大切なので、いかに楽しんでできるかがポイントになります。無理せず、我慢せず、たまには好きなものも食べながら楽しく養生生活を送りましょう。

ここまでができて、さらに余力があれば無添加やオーガニック食品にもこだわりますが、本末転倒にならぬよう「心の養生」から順番に取り組みましょう。

6. 緊急時×食養生

緊急時に役立つ食養生

食養生の基本は常日頃いかに規則正しい生活をするか、ということです。しかし、自然災害にあってしまったり、山で遭難したりといった、いつもの衣食住を確保できない状況に陥ったらどうしたらいいでしょうか。そこまでの緊急事態でなくても、骨折や打撲など怪我をした時も体内は特殊な環境になります。東日本大震災以降、日本人の災害に対する意識が高まってきています。ここでは緊急時に活用できる食養生の知恵をご紹介します。

例えば住んでいる家が地震で倒壊し生き埋めになり、助けだされるまで数日間何も口にできなかったとしましょう。こういう状況ではなるべくエネルギーを浪費しないように努めます。生命活動の原動力は「元気（原気）」です。元気が旺盛であれば体内の臓腑・器官も力強く、逆に元気が衰えると臓腑や器官も弱くなり、活動も弱々しく、疲れやすくなります。また冷えて、疾病にかかりやすくなってしまいます。元気は臍下丹田《せいかたんでん》に集まっており、下腹部に張りがあるのは元気が充実しているしるしです。緊急時にはこの元気を浪費しないように特に注意が必要です。救助の呼びかけがあるまではむやみに大声で助けを求めたりしないことです。

おとなしくして代謝を減らす

『千金方』の中で孫思邈は、「十二少」という12種類の行ない（思、念、欲、事、語、笑、愁、楽、喜、怒、好、悪）を少なくすることが養生の要訣であるとしています。これらが過ぎると「元気」を損なうのでなるべく少ないほうがいいのです。

一、思いをめぐらすこと

二、いつまでも心中深く考えること
三、欲望
四、仕事（用事）
五、おしゃべり
六、笑い
七、愁い
八、楽しみ
九、喜び
十、怒り
十一、好（つきあい）
十二、悪い行ない

つまり、おとなしくして代謝を減らすことが消耗を減らすことにつながります。災害にあってしばらく食事ができないことがわかっている場合は、なるべく泣いたり、怒ったり、くよくよ思い悩んだりという感情を抑えて、心静かに救助を待ちましょう。

救助後の食事

災害時に何日も食べ物も水も飲めないと、もちろん命に関わるのですが、実は最も気をつけるべきことは、救助直後の食事です。救助後の食事を間違うと、せっかく助かった命を落とすおそれもあります。被災して食事をとれないでいた場合、断食と同じ状態ですから、断食の基本通り徐々に摂食量を増やしていく必要があります。３日間の断食の場合３日かけて通常の食事に戻します。最初は重湯から始め、徐々にやわらかいお粥、普通のお粥と切り替えて胃腸を慣らしていき、通常のご飯に戻す。断食明けに急に通常の食事に戻すと腹部の激痛やショック症状を引き起こし、最悪の場合は死に至ることもあります。救助直後にお腹が空いているからと言って、ガツガツかつ丼を食べるようなことはくれぐれもしないようにしてください。

同じことは普段の生活の中でも言えます。風邪をひいて食欲がわかず、食事を１食でも抜いた場合、プチ断食になっているわけですから、次の食事はお粥からはじめたほうがいいでしょう。たとえ1食でも抜くと、次の食事までの時間が普段より長くなり、そのギャップが負担となって、酷い場合は摂食障害に陥ることもあります。

怪我や病気をした時の食事

病気や怪我をした際は、基本は食べないほうが回復力が高まります。もしくは食べる量を必要最小限にし、よく噛んで食べることで少しでも消化の負担を減らし、治癒能力を高めてあげることが必要です。食事をとれない環境下にいる時、また怪我や病気の治癒に専念するため意図的に消化の負担を減らそうとしている時など、からだにとって特殊な断食環境にある時には太陽食と空気食が重要となってきます。

元気の元は「精」であり、我々は両親から受け継いだ先天の精と、呼吸や食事などを通じて後天の精を取り入れて生きています。断食中は食物から精の補給ができない分、規則正しい生活をして太陽を浴び、深い呼吸をして積極的に太陽や空気から得られる

「天の精」を取り込む必要があります。可能な限り日の出とともに起きて、日の出直後の太陽を見ながら腹式呼吸をすることが望ましいです。

これはわたし自身の経験ですが、柔道で肘を脱臼したその日に飲み会に参加したことがあります。食べないどころか、おそくまで酒も飲み睡眠時間も削るという最悪のことをした結果、変形治癒となってしまいました。生活に支障はないものの、いまだに肘を伸ばすとパキッと鳴ります。

もうひとつは食養生を勉強した後の経験です。大豆畑で脱穀機に指を弾かれ２本の指の爪がはがれ落ちたことがありました。その日は収穫祭がありみんなで美味しい料理を持ち寄った楽しい食事会だったのですが、グッと我慢をして何も食べず、ひとりで静かに深呼吸をしていました。からだを陰性に傾けると治癒が遅れ、ケロイドができるなど見た目にも影響するので、その後数日はからだを陰性に傾ける砂糖類（果物も）は徹底して抜き、陽性に持っていく自然海塩を摂るようにしました。その結果、痛みもすぐ引き治癒も早くその後の後遺症も全くありません。

実践

①緊急時は元気（原気）を浪費しない

補給を絶たれたら、思いや、すべての感情を少なくして元気を養う。

②救助直後の食事は重湯から

断食状態だった場合、いきなり食べるとショック死を起こすこともあるので最初の食事は要注意！

③怪我・病気の時は食事を抜いて治癒力を最大限に引き出す

食事は最小限に。砂糖はとらない。

④緊急時こそ早寝早起きで朝日を浴びて深呼吸をする

２０１１年におこった東日本大震災の際、情報を得ようと深夜遅くまでテレビやネットにかじりついていたため生活のリズムを崩してしまい、鬱のような状態を引き起こしてしまった人が多くいました。心おだやかには難しくとも、緊急時こそ太陽食、空気食といった食養生の基本に立ち返りましょう。

7. お酒×食養生

休肝日は必要か？

養生のためには、お酒は飲まないほうがいい。そう考えている人もいることでしょう。繰り返しになりますが、健康かどうかは「気がめぐっている」かどうかで決まります。気のめぐりへの影響は、お酒を飲んでいるかどうかですべて決まるわけではありません。お酒よりも影響力が大きいことがたくさんあります。

「太陽食」としてご紹介した規則正しい生活をすることに比べると、お酒を飲むかどうかが、健康に及ぼす影響力はほんの些細なことなのです。毎日同じ時間に起きる、朝食前には散歩するなど活動する。夜は、就寝の2～3時間前には食事も飲酒も終えて、

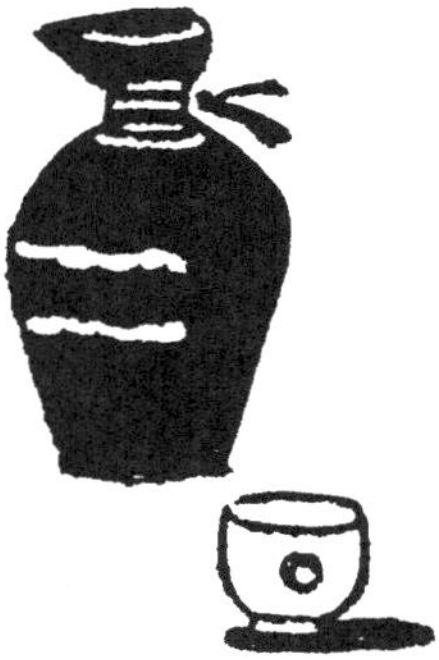

修復の時間帯（就寝時間）には消化を終えているようにすることが大切です。

週に1日は休肝日を、という人もいますが、休肝日明けにガブ飲みしたりするようなら、むしろ規則正しく毎日同じ時間に同じお酒を同じ量飲んだほうが養生的にはいいと考えます。飲んだり飲まなかったり、毎日違う状態に対処しなければならないことのほうが、からだにとっては負担になります。

酒は百薬の長

お酒も選び方次第では「百薬の長」となる食養生的にも大変良い飲み物です。食養生的に良いお酒とは「命のある」お酒。日本酒なら玄米で仕込んだどぶろくがいいですね。

原材料の玄米が麴菌によって醸された後、余計なものを入れないこと、完成後も搾ったり、ろ過したりせず、火入れもしない命があるお酒は気をめぐらせてくれます。大吟醸のように米を削ったり、酒粕と分けたりすることは一物全体食という観点に反します。

また通常日本酒は2回火入れをします。これは品質を安定させるためで、流通の上では欠かせない工程です。しかし、火入れすることでお酒の中の酵母は死んでしまいます。酵母が生きているお酒は、完成した後もどんどん味が変化します。瓶の中でも発酵が進むので、瓶をあけると一気に中身が噴出してくることもあります。ほうっておくと酢のように酸っぱくなることもありますし、熟成されてとても美味しくなることもあります。命があるということは変化するお酒であるということでもあるのです。

日本酒の場合は、どぶろくがなければ無ろ過の生原酒を選びましょう。ビールなら酵母を取り除いていない地ビールがよいですね。冷蔵で輸送・保存しているものです。酒全般でみると、精製度がより高い蒸留酒より、醸造酒の方が一物全体食に近いので食養生的にはよいお酒ということになります。

『養生訓』の教え

『養生訓』に載っているお酒に関する記述をご紹介します。

・酒は天の美禄なり。少し飲めば陽気を助け、血気を和らげ、食物の気を巡らし、憂いを去り、楽しい気分にさせ、はなはだ人に益がある。だが、多く飲めば、これほど人を害するものはない。水や火が人に役立つ一方で、またしばしば人に災難をもたらすのと同じである。
・酒は夏でも温かいほう（人肌程度）がよい。冷や酒は胃腸に障る。また、冬だからといって、あまり熱くして飲んではいけない気を昇らせて、血液を減らす。
・酒を飲むときに、甘いものを食べてはいけない。また、酒を飲んだ後に、辛いものを食べてはいけない。人の筋骨をゆるくするからである。日本酒を飲んだ後に焼酎を飲んだり、あるいは日本酒と焼酎を同時に飲んだりしてはいけない筋骨がゆるくなって、悶え苦しむ。
・酒食の後、酔い、満腹したならば、天を仰いで酒食の気を吐きなさい（げっぷのこと）。また、手で顔や腹・腰をなで、食気を巡らしなさい。
・およそ酒というものは、朝夕の食事の後に飲むべきものである。昼間、夜、空腹時に飲んではならない。いずれも害がある。とくに朝の空腹時に飲むのは胃腸によくない。

〔出典：貝原益軒原著、松宮光伸訳注『口語養生訓』（日本評論社）〕

実践

①お酒を飲むなら毎日飲む

からだはルーティンワークが好きなので、休肝日をつくるより、毎日適量を飲むほうがいいと言えます。ただし、自分の適量を把握し、その八分目程度にするといいでしょう。人によって差はありますが、基本は一、二杯程度にとどめておきたいものです。飲まなくても幸せなら飲まないほうがいいのですが、我慢して心の不養生をするぐらいなら毎日少し飲んだほうがいいのです。

②同じお酒を同じ量、同じ時間に飲む

飲むタイミングは朝夕の食後がよく、昼間、夜、空腹時には飲まないようにしましょう。特に朝の空腹時は胃腸によくありません。飲む時間帯も決めておいたほうがからだの負担が減ります。また、いろいろな種類のお酒を混ぜないほうがいいですね。

③命のあるお酒を飲む

食事の選び方と同様で、「一物全体食」、「身土不二」で命のあるお酒を選びましょう。命があるかどうかの見分けかたは、「変化」をするかどうかです。火入れをしない日本酒はどんどん変化していきます。中でもより全体食に近い玄米どぶろくが食養生的には理想です。身土不二という観点から、日本人なら日本酒がいいですね。ワインも変化する命のあるお酒ですが、地元のぶどうで仕込んだ国産ワインを選ぶのが理想です。日本酒だったら玄米どぶろく、ビールだったら酵母が生きている地ビール、ワインなら国産原材料のワインを選びましょう。いずれも、酸化防止剤や醸造アルコールなどの添加物がはいっていないものが望ましいです。

④飲んですぐ寝ない

江戸時代初期に活躍した名医、曲直瀬玄朔著『延寿撮要』には、「酒によって寝こんではいけません。瘡腫《そうしゅ》（できものや腫れ物などの皮膚疾患）や積聚《さくじゅ》（お腹のかたまり。腫れや急性腹痛などをともなう）を生じます」とあります。

8. 更年期×食養生

更年期障害なんてない？

更年期「障害」という言葉の印象から、なんだか病気のように感じてしまいますが、更年期に現れる症状は加齢によるからだの自然な変化です。もちろん、実際に症状が出たら辛いこともありますから、まずは深呼吸をしてみてください。呼吸を整えることで、多くの症状が改善されるはずです。

更年期に現れるさまざまな症状は、年齢によってホルモンのバランスが変わることによって起こることです。本来、健康的な食養生生活をしていれば、からだは年齢相応の状態に徐々に慣れていき、更年期「障害」とは無縁なはずです。

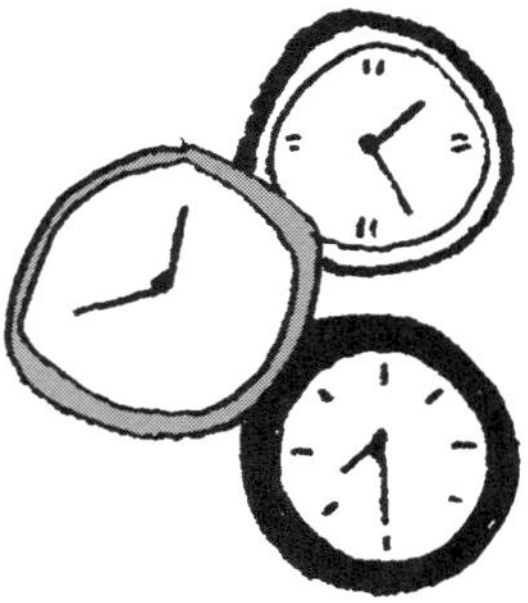

しかし、現代社会は大気の汚染や水道水の塩素消毒、食品添加物や農薬など、多くの化学物質の影響下にあります。中には人間のホルモンと同じような働きをするもの、ホルモンの分泌に影響を及ぼすものなどもあり、積極的に食養生を行なっていなければからだのバランスが崩れてしまいます。そんな日々のバランスの崩れが蓄積し、そこに本来の加齢によるホルモンバランスの変化が重なることで、からだに大きな負担がかかってしまった状態が更年期障害だと言えます。つまり、からだが知らせてくれるサインなのです。

辛い症状はからだからのサイン

そもそも更年期障害に限らず、からだに現れる普段とは違うさまざまな生理的な症状は、そろそろバランスの崩れがひどくなってきているので、ちょっと食養生を見直しておくれ、というからだからの大切なサインです。

したがって、辛い症状を抑えるという対症療法は必要かもしれませんが、そこで満足しないように気をつけてください。根本のところで何らかの不養生があり、そこを改めることをからだは望んでいるのです。更年期症状がでたら、生活を見直して、からだに負担をかけていないかを考えてみてください。

そうはいっても辛い症状はなんとかしたいですよね。そこでお薦めの対症療法は「深呼吸」です（詳しくは「空気食」を参照してください）。ゆっくりと深い呼吸をするだけで症状が落ち着くものが多いはずです。すぐに変化はなくとも、しばらく続けていると、からだの変化に気づくはずです。それでも変わらない場合は医療に頼るといいでしょう。

多くの人は辛い症状が出たときに、焦ったり、パニックになったりして呼吸が浅くなってしまいます。その結果症状がさらに悪化し、もっと焦ってもっと辛くなる、という悪循環に陥ってしまいがちです。まずは呼吸を整えて、ゆったりと気持ちを落ち着けることから始めてください。

実践

①深呼吸をする

更年期の症状は本来自律神経によってコントロールされているはずのものが暴走することによって発露します。自律神経に影響力のある呼吸を深くするように心がけると、症状も徐々に緩和することが多いのです。

②生活を見直す

からだには一日周期の概日リズムがあり、体温や脳波、ホルモン分泌などが規則正しい変動をしています。概日リズムは内在的に形成されるものですが、光や温度、食事など外界からの刺激によって影響を受けます。起きる時間や食事の時間を同じにするなど、毎日の生活のリズムを整えることが心身の本来のバランスを取り戻すことにつながります。

③足首回しで気のめぐりを整える

気のめぐりから整え、辛い症状を予防する方法として、足首回しもおすすめです。手首と足首はからだの中を通る十二経絡のすべてが通過しています。さらに、経絡中の重要なツボも集中しています。足首を回すだけで十二経絡すべてに影響を与え、全身の気をめぐらすことができます。三陰交などのツボ刺激も効果的です。

図13　三陰交のツボ

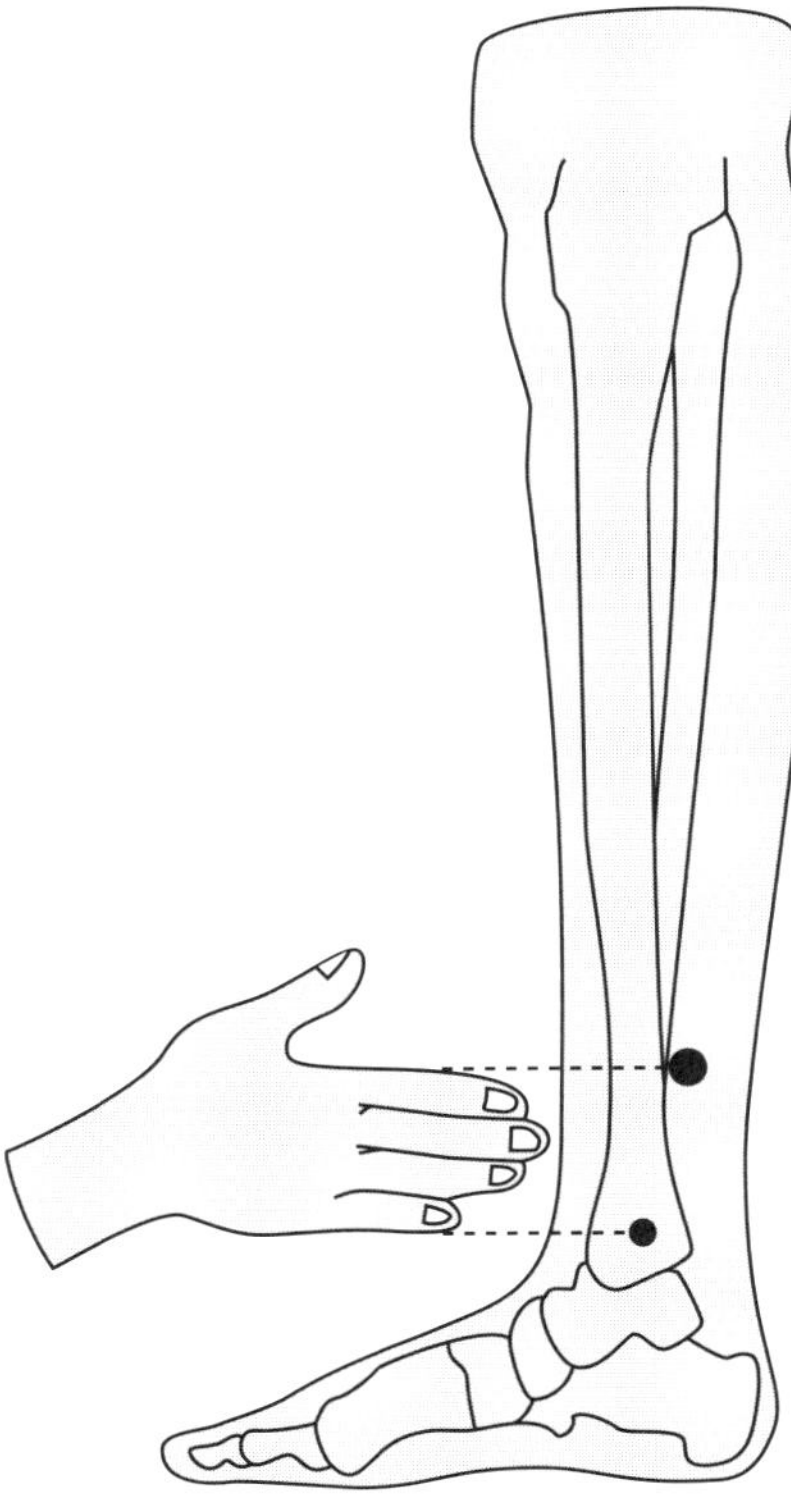

取穴	内果（内くるぶし）の頂上から3寸（指4本分）の脛骨内側縁の骨際にとる。※内果の頂上から膝蓋骨の内端までの骨度を1尺3寸とする。
効果	婦人病の特効穴（男子では生殖器病の名穴）。主治としては以下がある。月経不順、月経困難、不妊症、帯下、下腹痛、遺尿、冷感症、更年期障害による諸症状、肥満、痩せすぎ、淋病、陰萎、遺精、尿道炎、膀胱炎など。※妊娠中は禁鍼穴である。

9. アスリート×食養生

アスリートに求められるもの

食養生の基本はアスリートであろうと一般の人と変わりはありません。ただ、アスリートは命を削ってでもその瞬間に最大限の力を発揮することを求められることがあります。例えば食養生を実践して、細身なからだとしなやかで力強い筋力を得た人は、健康長寿は実現できるかもしれませんが、大相撲の世界で横綱になることは難しいでしょう。したがって、アスリートやスポーツ選手は、食養生の基礎をしっかりと導入しながらも、その競技にあった調整が必要になってきます。

わたしは過去に社会人の駅伝チームの食事指導に関わったことがありました。食養生

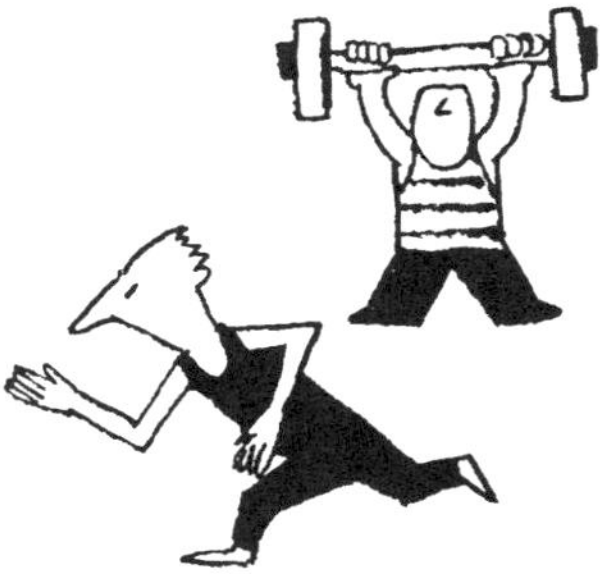

導入の利点は、怪我をしないからだづくりや、持久力の強化といった点です。一方、食養生を取り入れると、ボリュームのある筋肉は育たないという弊害もあります。長距離走は大きい筋肉や瞬発力よりも、持久力の高い身体能力が求められるため、どちらかというと食養生とは相性がいいスポーツです。しかし、そこで一番難しいのは選手の意識改革です。

最大限に能力を発揮するために

アスリートにとっても、持てる身体能力を最大限に引き出すためにはやはり食養生の「心」と「太陽」が重要になってきます。当時みていた社会人チームの中に、能力が高いにもかかわらず結果が出せない選手がいました。彼に「自分の好きなところはどこ」と質問したところ30分かけてもついに1つも答えることができなかったのです。まだ若い選手でしたが、残念ながらその後退部してしまいました。逆に自己肯定が強い選手はアイスクリームが好きで食生活は乱れていましたが、しっかりと結果を出していました。

自分を好きになれないということは、自分で自分を否定してしまっているのです。このように「心」の問題がネックになって結果を出せない選手もいます。

また、感情のバランスの崩れはからだの気のめぐりにも影響を与えます。競技中のアスリートにとっては、ほんのわずかな気の乱れも結果に影響してきます。気の流れは血や体液の流れに直結しており肉体への反応も引き起こします。丹田（臍下三寸）にしっかり気が充実していて、全身をくまなくめぐっている状況が身体能力を最大限に引き出すということは、多くの競技に通じることです。

人間は激しく「怒る」と気が逆上して血流が乱れ、筋に力がなくなって疲労します。「喜び」や「楽しみ」をむさぼることは魄《はく》（本能的な行為や肉体感覚、注意力と関係の深い陰性の「たましい」）を破って恍惚の人となるとされ、勝手な振舞いをしたり日常の言語や動作を忘れたり、誤ったりします。「思い」が過ぎれば気が結ばれてこり固まります。食事をしながら思い悩むと消化不良になります。長い間「憂い」が続けば肺の気を損なって背を痛めます。「悲しみ」が続くと気が少なくなります。「恐怖」を感じると気が下がり筋骨が萎縮し精力が減退します。「驚き」過ぎは気が乱れさまざまな病を招きます。したがって、いかに日々自己肯定感を育み、心のバランスを整え、最大限に能力を発揮できる状況を維持するかがアスリートにとっては最も重要なことです。

試合に合わせて生活のリズムをつくる

競技に合わせた規則正しい生活リズムをいかにつくれるかという点も重要になります。睡眠の乱れや二度寝、食事直後の昼寝は肝臓に負担をかけます。また肝臓と表裏一体の胆にも悪影響を及ぼします。東洋医学的には、肝臓と目や筋力とはつながりが深いと考えます。胆は決断をつかさどっており、瞬時の判断と強い筋力を求められるアスリートには健康な肝胆は必要不可欠なものです。わたしたちのからだはルーティンワークを好むことは既にお伝えしましたが、肝臓に負担をかけないためにも早寝早起きを実践して規則正しい生活を心がけることがパフォーマンスを上げるためには重要になってきます。

試合当日、いつもより2時間早く起き、しっかりとストレッチをして、食事も競技開始までには消化が終わっているようにいつもと違うものを違う時間に食べる。これは一見良さそうですが、からだのリズムを崩すだけでかえって逆効果になることもあります。いつもと同じ時間に起き、いつもと同じ時間に活動を開始し、排泄をすませ、いつも通りの食事をとり、いつも練習している時間に試合をむかえる。このいつも通りが基本になるので、試合に合わせて日々の練習や生活リズムをつくることが必要です。

呼吸や水分補給も日々のリズムが重要

短距離走のように瞬発力が求められる種目では、競技中に深い腹式呼吸をしていては結果が出ません。一方、剣道や柔道などの武道では、深い胸式呼吸をしていては相手に呼吸を読まれてしまいます。投てきの選手は絶叫しながら投げますし、剣道でも打ち込みながら声を上げます。人は息を吐く際に力が入れやすくなっているのです。逆に息を吸う時に技を仕掛けられると対応が遅れてしまいます。武道家は間合いをはかりながら相手の呼吸を読み、腹式呼吸によって相手にいつ吸っているかがばれないようにしなければならないのです。

このように、競技によって、ふさわしい呼吸の方法があります。普段から競技にふさわしい呼吸方法を取り入れて生活しておくことが重要です。水分の補給も同様です。食養生の基本をおさえつつ日々のリズムをしっかりとつくっておく必要があります。少なくとも、水毒の状態は脱しておくことが能力を発揮するためには大切です。

アスリートの食べ方

人は交感神経と副交感神経がバランスよく働くことで、健康を維持しています。走る際に使う骨格筋が働く時は交感神経が優位になり、消化や排泄活動は抑制されます。逆に食事中や食後は副交感神経が優位になり、消化活動が活発になります。食べたものが胃の中に残っている時間は、生魚は2時間、焼き魚は3・5時間、バターは12時間もかかります（71ページの表2参照）。さらに胃から小腸に送られ消化吸収が行なわれるので消化には最低でも3時間はかかることになります。

したがって、競技前は食べないことが基本になります。やむを得ず競技前に食事をしなければならない時は、消化吸収の負担が少ないものを、よく噛んで食べ、極力少量にしておくなどで対応します。例えば、朝早い時間に競技がある場合は、朝食はいつもと同じ時間にとりますが、スプーン一杯の味噌だけにしておくなどすると効果的です。

肉は未だにスタミナ源としての誤解が多いですが、全体の食事量の8分の1が適量です。また、牛や豚など人と近い哺乳類は瞬間的に結果を求める場合には効果が期待できますが、常食しているとアンバランスなからだになってしまいます。見た目には筋骨隆々となりますが、自身の筋力を制御できず、怪我や故障、更には病気の原因となります。

子どもとスポーツ

少年野球の例で言うと、大量の食事を食べさせ、肉類や脂質を多くすると少年離れした大きな子に育ちます。また砂糖やジュースをたくさん与えるとからだが陰性に傾き、からだが大きくなります。子どもの競技の世界では背が高いことが有利に働き目立つ存在になることはあります。しかし、このように不自然にからだをつくってしまうと、大人になった頃には怪我や故障からプロにはなれない場合がほとんどです。将来もスポーツで活躍したいのであれば、適切な食養生をして、「肉・魚」を食べる時には頭も骨も食べられる小魚を丸ごと食べるようにして、年齢相応のバランスの良いからだをつくっていくことが長い目で見ると効果的です。

実践

①自分を肯定する

心の状態が結果に大きな影響を与えることは周知の事実です。先ずは自分を肯定的に捉え、感情のバランスを整えましょう。

②規則正しい生活で心身のバランスを整える

何を食べるか以前にからだのリズムをいかに構築するかが大切です。特に二度寝など睡眠と覚醒の切り替えは、筋力に関係の深い肝臓に負担をかけるので必ず一度で目覚めるようにします。そのためにも、しっかり消化を終えてから眠ることが大切です。

③試合に合わせて食事のリズムをつくる

生活リズムの乱れは肝臓に負担がかかりますが、食べ過ぎも負担になります。規則正しく食事し、なおかつ、腹八分目までにしておきましょう。できれば試合の3か月前から取り組みます。

また、アルコールはもちろん食品添加物や薬物などからだにとって不要な異物が体内に入った際、解毒処理するのは肝臓です。筋力に注力するためにも、異物の摂取は極力避けるようにします。したがって、パフォーマンスを上げたければ既製品のお菓子や加工食品は極力減らすことをお勧めします。

運動の前後に食事はしないようにします。ひどく疲れたときは疲れがとれてから食べるようにします。でないと食後すぐに眠ってしまい消化不良を引き起こすことになりかねません。

④呼吸を整える

競技により異なりますが、準備運動や整理体操時に適切な呼吸を行なっているかに注意します。丹田に気が充実した状態を日々の練習の中でつくっていくことが重要です。

あとがき

わたしは20代の頃、日本中の農家や生産者を訪ねて歩いたことがあります。住み込みをしながらお手伝いをさせていただいてわかったことは本で理解したことと実際の現場は全く違うということです。

食養生の知識は多くの先人たちから踏襲されている日本古来の英知です。豊かな現代こそ、古くから伝わる知識を身につけて、未来の食と健康を考えていきましょう。

知識はもっているだけでは意味がありません。使わなければただの情報です。この本を読んでくださったみなさんは、ぜひ実践をしてください。自分にできることから少しずつ始めてください。みなさんのちいさな実践の積み重ねが、やがて日本の食を変えることにつながり、すべての人が健康で幸せになることを願っています。

最後に、本書に素敵なイラストで彩を添えてくださったイラストレーターの谷山彩子さんに感謝を申し上げます。わたしのつたない文章がイラストによって読者のみなさんによりわかりやすく伝わったのではないかと思います。また、適切な助言で筆者を導いてくださった技術評論社の伊東健太郎さん、本書を企画してくださった山本敦子さんに厚く御礼を申し上げます。

２０１４年　師走　安曇野にて

辻野 将之

金	水	
肺	腎	
大腸	膀胱	
秋	冬	
西	北	
燥	寒	
稲	豆	薬用としての五穀
鶏	猪	
毛	髪	
商	羽	
皮毛	骨髄	
涕	唾	
葱（ネギ）	藿（大豆の葉）	五臓の薬用としての植物
辛	鹹	薬用としての5つの味
腥（ナマ）	腐（クサレ）	患部より発する体臭
声	液	
鼻	耳	五臓の状態のあらわれる所
桃	栗	五臓の薬用としての果物
白	黒	五臓が病むと体肌にでる色
悲・憂	恐・驚	五臓の主どる精神状態
消・縮む	下降・乱	五志にともなう気の動き

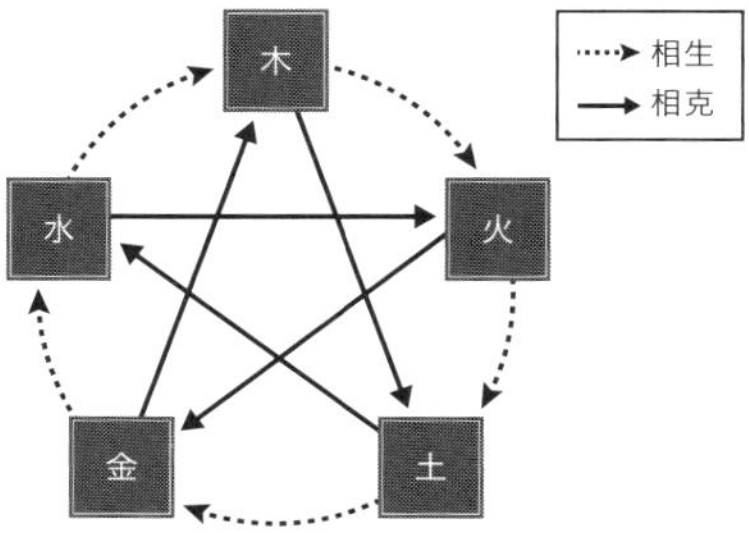

【付録】

五行色体傍通表

五行	木	火	土
五臓	肝	心	脾
五腑	胆	小腸	胃
五季	春	夏	土用
五方	東	南	中央
五気	風	暑	湿
五穀	麦	黍	粟・稗
五畜	犬	羊	牛
五華	爪	面色	唇
五音	角	徴	宮
五主	筋	血脈	肌肉
五液	泣	汗	涎
五菜	韮（ニラ）	薤（ラッキョウ）	葵（フユアオイ）
五味	酸	苦	甘
五臭	臊（アブラ）	焦（コゲ）	香（カンバシ）
五役	色	臭	味
五根	目	舌	唇
五果	李	杏	棗
五色	青	紅	黄
五志	怒	喜・笑	思・慮
	上昇	緩む	結ぶ・固

万物を系統的に5つに分類し、「似た者は似たように働く」という発想法より同じ系統内の関連性をみいだしている。

例えば肝と目や筋は同じ系列に属しており、目や筋力の状況から肝臓の状態を推し量ることができ、視力の低下や足がつりやすいなどの症状がある人は肝臓の気血のめぐりに何らかの不具合が生じていると考える。東洋医学では解剖や、最新の医療機器を用いずとも五臓六腑の様子を推し量る手段として五行説を活用してきた歴史がある。臨床にそのまま応用することは問題があるが、この中から治療上の示唆をえることも多い。

五行では各系統が相互に影響を及ぼしあっていると考え、単一系統だけで見ることはなく必ず相互の「相生」「相克」関係の影響よりバランスをみて活用する。「相生」とは促進、助長、養成などの作用をすることで、「相克」とは抑制と制約の作用をすることである。

自然界も生態も物事相互の間に相生と相克の関係があって、はじめて自然界は生態を維持できるし、人体も生理的な平衡を維持している。

どれかが飛び抜けて強いのも、どれか一つだけ弱いのもともに不自然で全体のバランスのとれた状態を目指す。

著者紹介
辻野将之（つじの・まさゆき）
1977年奈良県出身。食事療法士。
鍼灸師、あん摩マッサージ指圧師、柔道整復師の国家資格も持つ。専門は東洋医学を基礎とした生活習慣改善指導を含めた食事療法。菅野賢一医学博士の元で食養生の知識を学ぶ。これまで「星のや 軽井沢」「星のや 竹富島」「キアラリゾート＆スパ浜名湖」で滞在型の体質改善プログラムを行った実績がある。食養生の実践ができるプログラムとして女性誌を中心にメディアでも話題に。国内外のスパ専門家からも高い評価を得ている。また日本食事療法士協会（http://www.shokuyo.jp/）にて食養生コーディネーター養成講座の講師を勤め、食養生の専門家育成と啓蒙活動などを行っている。著書に『お米を食べるだけでこんなにやせた』（講談社）、『週末お米ダイエット』（マガジンハウス）がある。

企画・構成―山本敦子
本文組版――朝日メディアインターナショナル

からだと心《こころ》を整《ととの》える「食養生《しょくようじょう》」
――食《しょく》より大切《たいせつ》な思考《しこう》と実践《じっせん》

2015年1月25日　初版　第1刷発行
2025年3月28日　初版　第4刷発行

著　者　辻野将之
発行者　片岡 巌
発行所　株式会社技術評論社
　　　　東京都新宿区市谷左内町21-13
　　　　電話　03-3513-6150 販売促進部
　　　　　　　03-3513-6185 書籍編集部
印刷・製本　港北メディアサービス株式会社

ISBN978-4-7741-7081-7 C2047

Printed in Japan